圖解

腸道健康法

增訂版

美國亞伯愛因斯坦醫科大學外科教授
新谷弘實 監修

晨星出版

腸道健康刻不容緩

隨著生活習慣病的日益普遍，腸道健康究逐漸被醫學、保健食品及一般大眾所關心，身為營養教育者對此現象實感欣慰。腸道是營養吸收最具關鍵性的臟器之一，重視腸道健康，即代表國人已經開始重視飲食習慣。

目前已經有諸多研究證實，飲食的均衡與否與腸道健康息息相關。食物過於精製、攝取過多的油脂、鹽分、糖分，以及膳食纖維攝取不足等不良飲食，會降低腸道蠕動，引起便秘、腹脹、痔瘡、口臭等生活習慣病，同時會改變腸內菌叢分布，害菌孳生，影響腸道絨毛、黏膜的生成，提高罹患大腸癌的發生機率。若能養成均衡飲食，自能維護腸道機能運作，進而維繫身體的健康。

以往腸道健康的研究議題僅圍繞在腸道菌叢分布與乳酸菌相關議題，近年來已逐漸延伸至腸道免疫機能、腸道老化、血液潔淨、能量元素等方面，基於研究範圍的擴大及深入，開始一一揭露腸道的運作機轉。

維持腸道健康方法很多，藉由大量攝取含有維生素、膳食纖維等食物，以飲食均衡維持新陳代謝正常來保持腸道健康是常見的方式；經常飲用含益生菌的製品亦是方法之一，可提高腸道有益菌的滋生；另外「咖啡灌腸」用在消除便秘已有八十多年的歷史，利用咖啡的物質減少

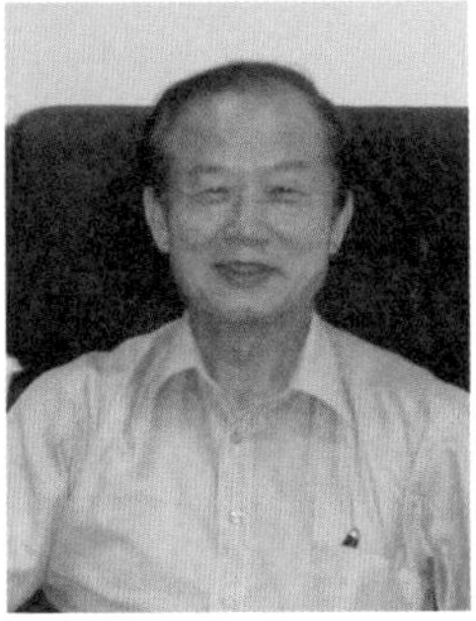

PROFILE

謝明哲 台北醫學大學講座教授

台大農業化學研究所博士，專長抗氧化營養素與慢性病、特殊營養素與脂質代謝、健康食品之功能性評估。曾任台北醫學大學副校長、公共衛生暨營養學院院長、保健營養學系研究所所長、中華民國營養學會理事長、中華民國肥胖研究學會理事長等職。

大腸壞菌，並將肝臟中的血液毒素排除。

而這本《「圖解」腸道健康法》是由日本相關醫學、免疫學、健康科學、機能食品、生物學專家學者共同著作，由《不生病的生活》作者新谷弘實醫師監修，從各個面向探討增進腸道健康的方法，其中最引人注目的「益生菌生成物——乳酸菌新概念」一文，更有別於一般所認為的乳酸菌作用。文中提到益生菌多活性乳酸菌，進入腸道後有助於改善腸道叢菌的作用，增加腸內益菌數目，抑制壞菌增殖。而一般含有活菌的乳酸菌在飲用過程中，會被胃酸殺死，而少數到達腸內的活菌亦無法成為腸內的常益菌，由於這類乳酸菌會隨著糞便排出體外，無法有效增加腸內的益菌，只能稱為「通過菌」。

但是生成物的乳酸菌概念並非透過腸道菌叢，而是直接作用在生物體，其運作機制是利用豆漿培殖十六種共生的乳酸菌，再蒐集乳酸菌的分泌物菌體物質，這種益生菌生成物可以幫助腸內的乳酸菌增殖，能顯著減少有害菌的數目，並使伺機菌變成益菌，改善腸內環境。

這類相關的研究報告已經不少，包括「致癌物質抑制實驗」、「免疫機能活化實驗」等，皆能證實生成物的乳酸菌具有免疫力調整效果，可以增加腸道淋巴球的數量、活化T細胞，並促進B細胞的分裂、增殖。另外，生成物的乳酸菌臨床應用亦含括能降低化療對腸道黏膜細胞的傷害、降低過敏發作的機率、緩解關節發炎不適感、促進及改善肝臟功能等。

乳酸菌屬於發酵物，而這種以注入營養分泌物的發酵培養技術早已被各個研究單位重視，且不遺餘力廣為研究，相信這項不同以往的創新技術及新概念會對腸道健康注入新的思維。

腸道健康不只對消化、排泄具有正常作用，最大功能在於能夠提升人體免疫力，避免有害細菌侵入身體，希望藉由此書能讓讀者從多方面的角度重視腸道健康，給予腸道多一分關心，唯有對腸道進一步的認識，並能積極有效的維護，才不會放任不良飲食習慣傷害腸道健康。

健康的關鍵報告

近年來隨著國人飲食西化，紅肉及脂肪攝取比例增加，加上忙碌的現代生活讓人缺乏運動，因此結直腸癌的發生比率逐年攀升。直到去年，結直腸癌甚至超越肝癌及肺癌，一躍成為國人十大癌症發生人數之首，可見飲食作息與健康的高度相關。

身為癌症專科醫師，每天面對用生命與病魔辛苦拉扯的鬥士，我常常問自己，還有沒有更好的方式可以讓人們遠離疾病的痛苦？

新谷醫師繼《不生病的生活》之後，再次把不生病的關鍵秘密提出與大家分享，其實整頓腸道環境，增加腸內益菌，就是邁向健康的第一步。

擺脫過去不被重視的角色，腸道被醫學界認為是人體的第二個大腦，除了掌管消化吸收之外，更是一個重要的免疫器官。而腸道菌相的平衡就是提升免疫力、維持身體健康的不二法門。

藉由本書你可以知道自己為什麼會生病？了解疾病又和腸道及飲食之間有著什麼密不可分的關係？

利用新谷醫師教你的腸道健康法，你會發現原來我們腸道中強而有力的靠山叫做「乳酸菌」，而且乳酸菌的作用絕對不只是幫助消化吸收、

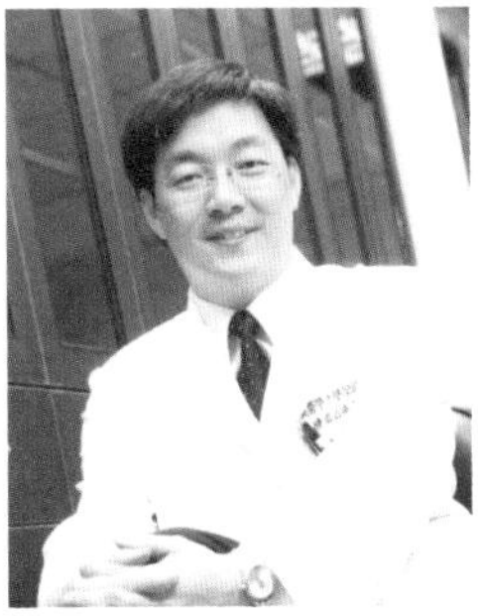

PROFILE

邱仲峰 台北醫學大學附設醫院癌症中心主任

國防醫學大學醫學科學研究所博士，專長光子刀治療及IMRT治療、癌症免疫營養療法、放射／化學合併治療、安寧緩和治療。為中華民國自由基學會發起人，協助羅東聖母醫院設立放射腫瘤中心。曾任中華民國放射腫瘤醫學會理事、台灣安寧緩和醫學會理事。

促進排便而已，它們真正有價值的地方在於可以改善淋巴球的平衡，提高免疫系統作用，幫助你維持健康美麗！

當你知道乳酸菌的重要性之後，心裡是不是正高興地盤算著：「那我以後每天喝一杯優酪乳不就好了！」可惜的是，優酪乳裡的乳酸菌只有少數可以通過胃酸，成功到達腸道，而且就算這類乳酸菌抵達腸道，對於腸道而言，外來物質並不能長久地留下，變成你腸道中的常在菌，反而是會隨著時間過去，和糞便一起被排出體外。

幸好，本書中新谷醫師將教你，如何利用「乳酸菌萃取液」來增加從嬰兒時期就住在你腸道裡的資深常在菌，讓你的靠山更穩固，可以徹底改善腸內環境，遠離疾病。

「預防勝於治療」絕對不只是個老生常談的口號，從你拿起本書的這一刻起，試著改變自己的飲食習慣，以未精緻的雜糧穀物當作主食，多選擇含有酵素的生鮮蔬果，減少油脂和甜食攝取，然後搭配天然的維生素、礦物質補充劑，但別忘了，還要選擇一樣可以幫助改善腸相的乳酸菌產品。

最後很重要的一點，是要學習找到屬於自己放鬆壓力的方式，不論是適度運動、泡澡還是一個簡單的深呼吸，都有助於緩和身心緊張。希望讀者們在真正將「新谷飲食健康法」的7大關鍵落實在生活中，從此遠離疾病，過著不生病的生活。

健康從「腸」計議

腸道健康近來頗受到重視，一般大眾對於正確「腸」識的需知日益增加。一九〇八年諾貝爾獎得主，蘇聯細菌學家梅奇尼可夫（Elie Metchnhikoff）年輕時曾到南斯拉夫旅行，發現當地有很多百歲人瑞，他們經常飲用發酵乳，經進一步研究後發現，乳酸菌對人體健康有益，可延長人類壽命。後來他被稱為「乳酸菌之父」，留下一句名言：「死亡從大腸開始」。

近來更多的研究發現，腸道中超過五百種的原生益菌對人體健康非常重要，原生益菌有如人體的清道夫，分泌酵素清理腸道的廢棄物：細胞碎片、化學性廢物、膽汁、病毒與細菌性毒素。原生益菌又可調節改善腸道的免疫系統（腸道旁的淋巴組織是人體最大、最原始的免疫器官），並且源源不絕地合成維他命B_1、B_2、B_{12}與K供應人體吸收使用。

當腸道原生益菌減少（腸道菌叢失衡）時，人體會逐漸產生許多疾病，腸道菌叢失衡的原因很多，如生活壓力、飲食習慣等。其中最大原因還是「病從口入」，也就是過量的肉食。主要原因是現代的養殖業者發現，添加抗生素可提高「飼料換肉率」，為了商業利益，養殖業者對飼養的牲畜施打抗生素或大量添加抗生素於飼料中，使肉類普遍殘留抗生素。消費者長期吃肉等於長期食用抗生素，抗生素會使腸道原生益菌

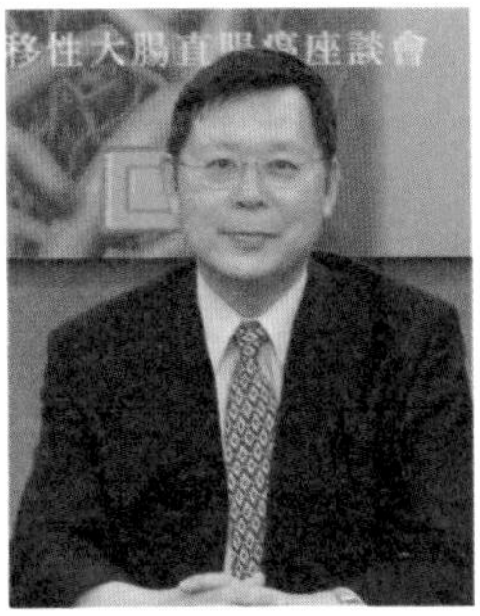

PROFILE

王輝明 台中榮總大腸直腸外科主任

台北醫學院醫學系畢業，從事大腸直腸癌手術已有23年經驗，累計例數超過3500例。同時專精大腸直腸腹腔鏡微創手術、肛門疾病手術。經歷亞洲內視鏡外科醫學會理事、大腸直腸外科醫學會理事長。

消失，造成腸道菌叢失衡。腸道原生益菌消失後，腐敗菌將取而代之，腐敗菌發酵腸道殘存的肉類蛋白質，進一步產生許多傷害人體的毒素，如氨、硫化氫、硫酸吲哚酚（indoxyl sulfate）、對甲酚（p-cresol）、靛甘（indicant）、腐肉素（putrescine）等。這些毒素就是「腸漏症候群」（leaky gut syndrome）的原因，初期先使腸子蠕動遲緩、無力而產生腹痛、脹氣症狀。

腸道毒素會由粘膜吸收，經肝門靜脈進入肝臟（肝腸循環）。當肝臟功能強大時，可分解這些毒素，不至於產生慢性中毒症狀。可是當有一天肝臟無法完全解毒時，這些毒素會漸漸進入全身循環，逐漸產生許多續發症狀。最開始是精神症狀，如情緒不穩定、易怒、神經質、對工作失去興趣、注意力不持久、消極等。這些症狀多數的醫師無法正確診斷出來，多以精神科藥物治療。此時若仔細觀察，可發現口腔粘膜會長舌苔並且有口臭、身體異味等現象。毒素若繼續累積則會影響周邊神經系統，產生背痛、腰痛、頭痛等症狀。影響到中樞神經系統而有頭脹、睡眠障礙、醒來就感到疲憊不堪等症狀。當毒素累積到一定程度將影響自主神經系統、嚴重時發生血管痙攣導致暈眩、呼吸短促、胸痛、手腳冰冷、盜汗等症狀。最後毒素使臉部皮膚快速老化產生挫瘡、紅疹、皺紋等症狀。所以「臉是腸道健康的一面鏡子」就是這個道理。

世界名醫新谷弘實醫師的《腸道健康法》內容非常精湛，深入淺出全方位探討如何增進腸道健康、遠離疾病痛苦的方法。其中獨特的新概念「益生菌生成物——乳酸菌萃取液」可在短期內快速並且完全改善腸道菌叢，將腸道的毒素分解，使人體恢復健康，非常值得大眾學習與實踐。新谷醫師的腸道健康概念與目前流行的「樂活」觀念非常契合，人們只要改變飲食習慣，盡量不吃動物性食品與人工干擾或污染（如：農藥、化學肥料、化學添加物、輻射線）的食品，以天然方式生食或熟食新鮮、有機、潔淨的食物，如此持續性以簡單健康、天然的生活方式過活，一定能達到新谷醫師「不生病生活」的境界。

腸道健康為後天之本

保持腸胃道的健康，自古以來就是醫家養生所追求的目標，認為腎為先天之源，脾胃則為後天之本。金朝李東垣所著《脾胃論》就強調「脾胃不足，為百病之始」。近年來由於環境污染以及化學藥物的使用，腸胃道接受了大量的毒素導致細胞基因突變，罹癌率直線攀升。尤其表現在國人十大癌症死因中，腸胃道癌症就囊括了五名，分別為大腸癌、肝癌、胃癌、食道癌與胰臟癌。事實上，一旦腸胃道發生惡性腫瘤，代表身體已經嚴重功能失調了。

中醫的診斷講究「全息率」，亦即身體的一部分可以反映全身狀態，而新谷醫師在《不生病的生活》一書中見微知著，就他個人的行醫經驗，結合腸相的變化去印證身體的健康狀態。本書又集結了八位學者專家的寶貴經驗與研究，更進一步闡明了「不生病的關鍵秘密」就是這本《腸道健康法》，如何誘導身體本來就具有的自然療癒能力，其中非常重要的一種方法是透過改善腸道環境，增加腸內益菌來維護健康。

個人的臨床經驗發現，腸道的健康對肝硬化的病人尤其重要，病人經常因為肝門脈高壓導致腸胃道黏膜充血與出血，致病菌容易透過破損的黏膜進入血流中，加上肝硬化造成的免疫機能不全而形成全身性的菌血

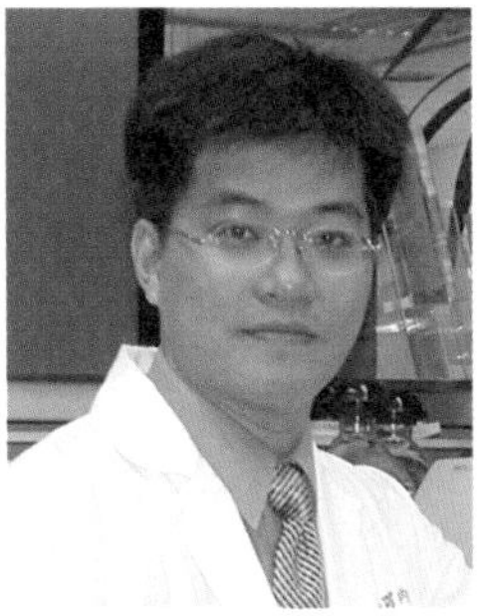

PROFILE

吳明順 台北醫學大學．市立萬芳醫院消化系內科主任

台北醫學大學醫學研究所博士候選人，專精一般內科及消化性疾病、各種急慢性肝炎。經歷台北醫學大學附設醫院內科總醫師、台北醫學大學．市立萬芳醫院新視野教學研究中心主任。

症甚至於敗血症，所以肝硬化病人一旦有腸胃道出血，依照臨床診療指引，必須使用預防性抗生素來避免感染。研究指出，補充益菌能夠有效地降低血中的內毒素，而內毒素就是導致敗血症的元凶。另一方面，在治療肝硬化併發肝昏迷的病人，為了降低血氨的濃度，經常會使用抗生素清除部分腸道的細菌，以降低氨的生成速度。然而，運用抗生素只是暫時治標的方法，當反覆使用抗生素而造成腸道細菌抗藥性後，病人往往因嚴重的敗血症而死亡。

透過這八位學者專家的研究也再次印證了古醫家的真知灼見，並提供現代人保健養生的一個簡單又有效的方向。從本書中我們了解，若要健康長壽，除了要有好的飲食習慣、適當的運動、身心靈平衡外，降低腸道的致病菌，增加有益菌的確非常重要。雖然攝取腸道益生菌極為重要，但若能正本清源，不讓它們只成為過客，而是要營造一個適合益菌生長的環境，幫助好菌落地生根，甚至提供「益生菌生成萃取物」，一方面提供益生菌所需養分，另一方面又可抑制腸癌與提升免疫力，那麼腸胃道就可以形成我們好的「後天之本」，充分發揮自癒能力，進而保持全身的健康，真正讓我們過著「不生病的生活」。

疾病的根源——不健康的腸道

從事胃腸肝膽專科醫師二十餘年，幾乎每天都和胃腸內視鏡檢查為伍。從清晰的內視鏡影像中可以很清楚看到腸相乾淨的人不只是腸相的狀態，就連全身的健康也非常良好。而腸內腸相不佳，如存在宿便、大腸息肉、憩室、甚至癌症患者，多半患有許多慢性疾病，如：高血壓、高血脂、糖尿病等。因此我早已體會到人的身體健康狀態和腸道是息息相關的。

近年來，隨著社會的變遷，一般社會大眾均有飲食習慣不正常，攝取過多酸性物質和過多農藥或食品添加物，煙酒過量，過度用藥，忙碌、壓力大、生活不規律，都市噪音，空氣污染等問題，造成諸多胃腸道疾病。如：胃食道逆流、食道炎、消化性潰瘍、潰瘍性大腸炎、大腸激躁症、胃腸道癌症等。甚至很多免疫相關疾病，如：牛皮癬、狼瘡、類風濕關節炎、氣喘、過敏等，都有文獻證明與胃腸道的不健康有關。而一般社會大眾患了病，常常問醫師：要吃什麼藥才好？殊不知不適當或過多的藥物，一樣會破壞胃腸道的黏膜，導致有害物質通過腸壁進入人體

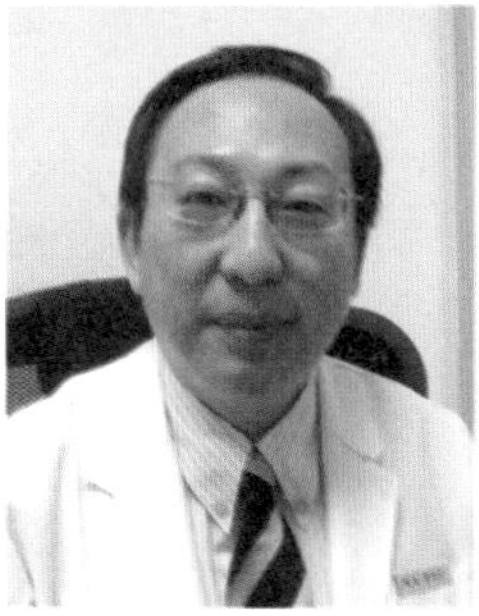

PROFILE

曹為霖 輔仁大學醫學院臨床助理教授

國防醫學大學畢業，專長胃腸蠕動學、胃腸疾病及內視鏡檢查、肝膽胰疾病及超音波檢查。曾擔任日本昭和大學消化器內科研究員、日本國立癌症中心內視鏡部研究員、紐西蘭威靈頓醫院胃腸科研究員。現為維霖預防醫學抗老化診所院長。

的臟器、造成二度傷害。

這本由新谷醫師等八位日本大師級專家學者所共同提出的著作《腸道健康法》，正是現今社會的醒世洪鐘。健康是要靠自己去維護。以正確的生活習慣和飲食、喝好水、適度的運動、減少壓力、調整身心靈平衡，達到健康長壽的目的。

在《腸道健康法》書中，多次提及身體健康的關鍵在腸道。腸胃道中益生菌的菌叢與菌數，在健康狀態下通常是維持著平衡，但因外來因素影響而引起菌數失衡，潛在性地使器官、身體循環系統產生壓力，並因此易引起急慢性等各種症狀的疾病，故攝取腸道益生菌來維持腸道平衡是極為重要的。然而在眾多市售產品中要選擇的並非一般優酪乳「通過菌」而是要選擇萃取「益生菌生成物」，才可幫助好菌在腸道內落地生根。

自然療法提倡「自己治療的能力」，透過八位學者專家的寶貴經驗，尤其是腸道益菌的重要性多在書中的文獻中一一證實。以往是「生病就要看醫生，吃藥打針才會好」，現在應該修正為「平時就該問醫生，腸道保健自然好」。透過提升自癒力的方法，才是不生病的重要法則。

一本書　一段緣

我與新谷醫師的相遇，與幸福的邂逅

我與新谷弘實醫師的第一次相遇，是二〇〇六年四月在東京街頭的書局裡，看到當時全日本最轟動的著作——《病気にならない生き方》。當下購書即愛不釋手地早晚閱讀，並細細品味書中所提到的「幸福感」、「咖啡灌腸」、「乳酸菌生成萃取液的真相」及「益生菌的正確觀念」等資訊。這一年多來我除了健康得到大幅度的改善外，人生觀也變得積極、正向，所以特意不斷地與學生、同事、親朋好友分享此書心得，並積極地在海內外「無毒的家國際連鎖」推廣與實踐新谷醫師的飲食健康法。

其中我特別注意「咖啡灌腸」此一話題，巧合的是在同年十月，我和工作伙伴們遠赴德國自然療法中心參加斷食營時，實際地體驗到咖啡灌腸，並研習其歷史與源由，原來德裔美籍醫師哥森（Max Gerson），正是將咖啡灌腸發揚於醫療用途的始祖。因此回國後，我隨即開始在「無毒的家」積極地舉辦「哥森半斷食體驗營」，教導參與的學員們正確的咖啡灌腸理論與方法，並輔以有機蔬果汁協助排毒。

二〇〇七年春天，欣見《病気にならない生き方》的中文版《不生病的生活》在台正式上市，新谷醫師在書中提及的諸多養生觀念，不只徹底顛覆國人的傳統觀念，更掀起另一波養生革命。為此無毒的家規劃並推行了「《不生病的生活》讀書會」，試圖透過教育訓練，將新谷醫師的養生理念確實地帶入民眾的生活。同年九月，除了為新谷醫師的《病気にならない生き方2・實踐編》中文版撰寫見證序外，還收到新谷醫師親筆簽名的來信，這封信讓「無毒的家」所有工作伙伴們興奮不已，這正是我與新谷醫師的第二次接觸，對於與新谷醫師透過書籍所做的交流，令我感動不已。

而同年夏天，「發酵古代米」的發明者——前田浩明博士，特地寄來《腸からはじめる幸せ健康法》一書（即本書《圖解腸道健康法》），當時我在此書的夾頁廣告中，發現一本新

A Book A Chance

谷醫師與夫人合著的《胃腸は語る：食卓篇レシピ集》，以食譜方式公開他們簡單又美味的健康幸福餐。而在我拜讀中文版的內容後，即力邀「沙朗大師」（Saladmaster）團隊，依據此書內容研發「幸福餐」，並於同年十二月中旬舉辦「新谷弘實之夜」，成功地發表了既美味又健康的「有機糙米年糕火鍋」、「活力糙米煎餅」、「海帶芽寒天沙拉」等料理。真是忙碌而充實的十二月。

前田博士寄來的《腸からはじめる幸せ健康法》（即本書《圖解腸道健康法》）一書，將於二〇〇八年初在台發行中文版，此書係由新谷醫師集結美日免疫大師——安保徹醫師、藤野武彥醫師等七位日本預防醫學與統合醫療的權威共同執筆。可說是新谷式養生秘訣的終極大作，書中以圖解的方式淺顯地解說新谷醫師的幸福健康長壽法，閱讀此書後讓我更加深入地了解乳酸菌生成萃取液的驚人作用，亦深覺此書將能對國人的健康產生極大的助益。因此在出版社力邀下，欣然允諾參與中譯本的審訂，且榮幸地能再次為新谷醫師的著作撰寫推薦序，我與新谷醫師的緣分就這樣透過一本又一本的好書而延續著。

由於推廣腸道健康的概念，現在，「幸福感」已儼然成為無毒家人的口頭禪，而「咖啡灌腸」更成為我們與健康咖啡族們經常交談的話題。回想與新谷醫師結緣的過程，從我在異國茫茫書海中遇見新谷醫師後，不只是我個人，甚至是「無毒的家」海內外的家人們，可說是每天都浸淫在「幸福感」之中，享受真正健康的人生。若要說新谷醫師是我生命中的貴人，一點也不誇張，所以我想藉此篇推薦序文，表達我對新谷醫師由衷地感謝。

「無毒的家國際連鎖」首席食療指導顧問　王康祿

二〇〇七年　冬

康法 *Shinya Biozyma*

新谷飲食健康法 是什麼？

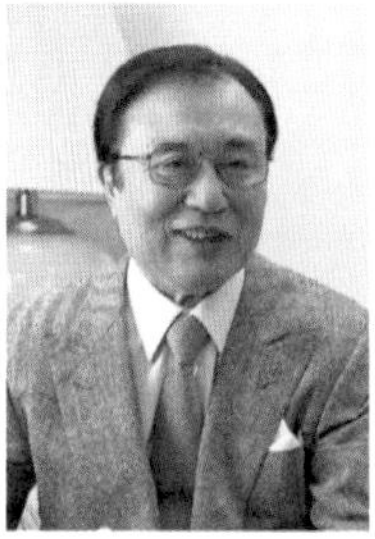

體內酵素可說是「生命的泉源」。在平常累積體內酵素，養成不過度消耗的生活習慣，能維持年輕與健康的秘訣，就是我所研發的「**新谷飲食健康法**」。我為此創造出Shinya Biozymatic這個英文名稱，指的就是活化酵素，充分地運用，使體內充滿能量的做法。

Bio是生物學（biology）的字首，Zymatic則是指酵素（Enzyme），意思是「賦予生命體重要能量的健康長壽法」。

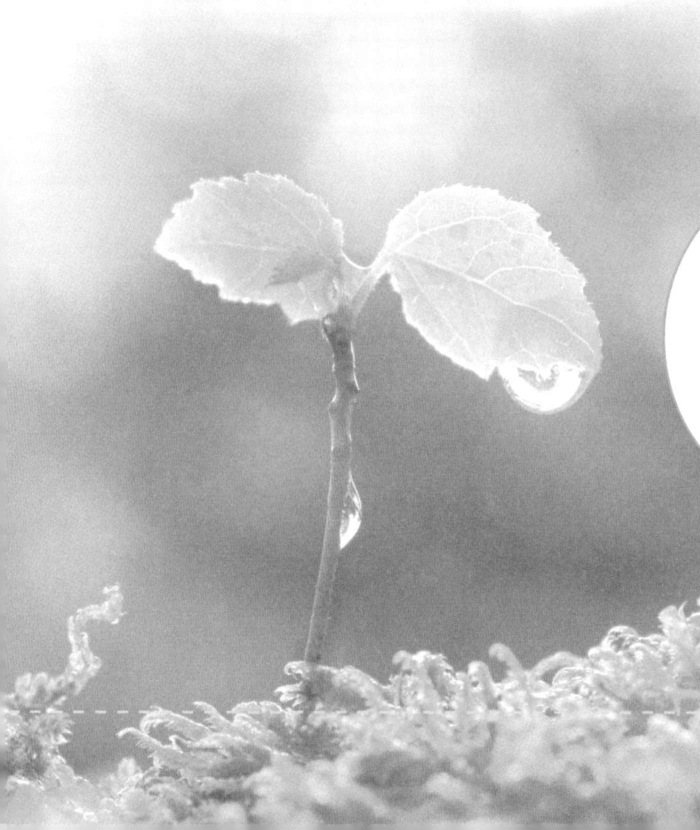

什麼是「酵素」？

酵素是生物細胞所產生的一種蛋白質觸媒，是生命活動不可或缺的物質。酵素的分量和活性度對青春與健康有很大的影響。

沒有酵素，生命就無法維持

為生命增添活力的疾病預防與健康理論

新谷飲食健

你享受每天的生活嗎？
「總覺得身體不太舒服」、「凡事都提不起勁」、「整天昏昏沈沈的」、「胃腸不佳」、「黑斑和青春痘越長越多」……這樣的生活可說不上健康或快樂。
而且，這些症狀都是引發「生活習慣病」的徵兆。
只要對身心有益，什麼事情都不嫌晚。只要攝取健康的飲食，喝好水，加上適度的運動、充分休息，養成良好的生活習慣，亦即學會「新谷飲食健康法」，你就能得到健康而美好的人生。

我們的生活要過得健康而快樂，最大的關鍵在於是否能掌握「酵素」。

酵素是生物細胞產生的一種蛋白質，是生命活動不可或缺的物質。不僅動物體內有酵素，植物、微生物裡面也有，生命活動就是由它來掌控的。

以植物為例，應該會比較容易了解。植物先是從種子中抽芽，伸出莖，再長出葉子，綻開花朵，接著長出果實，果實再慢慢成熟。這一切都是因為植物裡面有許多種酵素在作用。

人類也一樣，心臟跳動、呼吸、消化、排泄等活動也

保持年輕，預防疾病的「酵素」是在腸內製造的

都是因為有酵素才能進行，換句話說沒有酵素，生物就無法維持生命。

酵素雖不是活生生的東西，我們卻要靠它才能生存、從事各種活動，因此酵素可說是「生命之源」。酵素的分量與活性度對健康狀態和老化速度有著重大的影響。

酵素可以分成兩種，一種是在體內製造，另一種是從食物攝取而來。在體內製造的酵素又分成「消化酵素」和「代謝酵素」。一般認為，其中大部分是由腸內細菌所製造的。

本書將針對這方面詳細解

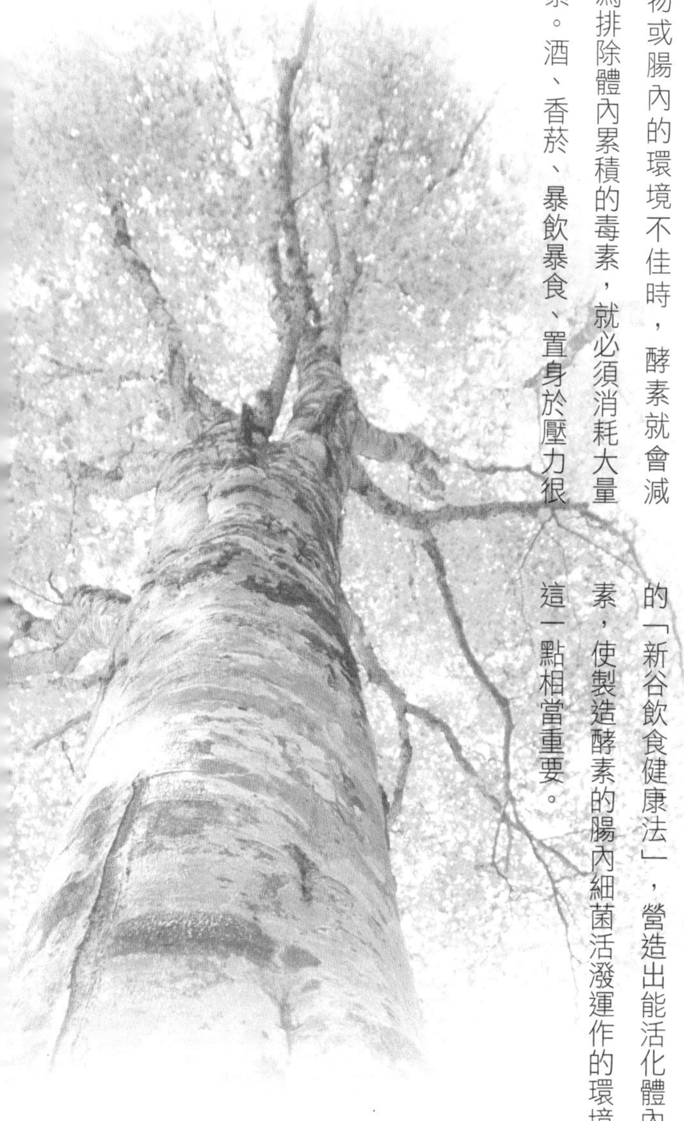

說，我們可以先在此了解，營造腸內細菌所樂於生存的腸內環境很重要，這也就是說要注重飲食內容和食用方式。到目前為止我為許多患者做過內視鏡治療，不禁發現，健康有活力的人無論年齡大小，個個都有乾淨的腸道，相反的，即使是年輕漂亮的女性，如果飲食生活不佳，腸相也非常骯髒。

食物或腸內的環境不佳時，酵素就會減少。為排除體內累積的毒素，就必須消耗大量的酵素。酒、香菸、暴飲暴食、置身於壓力很大的生活環境中，或是使用食品添加物或醫藥品，都會在體內累積毒素。而除了這些毒素，身體也會因為暴露在紫外線、X光、電磁波之下而產生自由基（活性氧），同樣要消耗大量的酵素。酵素一旦減少，人就會提早老化，也因此而生病。

要預防這種情形，就必須實踐以下所介紹的「新谷飲食健康法」，營造出能活化體內酵素，使製造酵素的腸內細菌活潑運作的環境。這一點相當重要。

「奇妙酵素」是所有酵素的根源

我們要維持健康，發揮酵素的作用就非常重要。一般認為，人體內至少有多達五千種酵素。為什麼要有這麼多種酵素呢？因為一種酵素只有一個作用。

舉例來說，唾液中有一種稱為「澱粉酵素」的消化酵素，會對澱粉產生反應。雖然我們還不知道酵素是如何製造的，但有許多種酵素都會依需要在體內產生。

像澱粉酵素這種會在某處發揮某種作用的酵素，生產的分量是不是一定呢？答案似乎是否定的，因為在某處有某種酵素大量消耗時，身體其他部位所需要的酵素就會趨於不足。

舉例來說，喝了許多酒之後，在肝臟分解酒精的酵素會大量消耗，胃腸要消化吸收所需要的酵素就會變得不太夠。

這也就是說，體內會先製造要作為原型用的酵素，然後再依情況變成所需要的酵素，提供給需要的部位使用。

因此，我把這種「會依需要改製成特殊酵素的酵素前身，亦即可變成任何一種酵素的酵素」稱為「奇妙酵素」。

要補充酵素，就必須多多攝取本書所提到的「良好飲食」，藉著消化酵素來進行消化和吸收。

消化酵素變少時，因為消化不夠充分，胃腸就會發生不適，而出現胃痛、胃灼熱、腹脹、噁心想吐、食欲不振等症狀或其他疾病。

要充分消化和吸收食物，每天都需要大量的消化酵素。可是體內的酵素、奇妙酵素會隨著年齡減少。在這種情況之下，有沒有什麼辦法能預防容易隨著年紀產生的疾病呢？

酵素不足會造成消化不良或異常的發酵，

如何避免酵素隨著年齡減少

腸內因此會產生毒素和廢棄物，造成身體的負擔，大部分的疾病出現就是這種情況的結果。為了預防這種情況，當然除了每天攝取含有許多酵素的新鮮植物性食物之外，也必須補充足夠的酵素補充品。

對於許多慢性病的治療，美國食品及藥物管理局（FDA）率先提出一種酵素療法，針對的症狀與疾病如下表所示。

依我的經驗，所有的慢性症狀、慢性病都屬於酵素療法適用的範圍。有活性的酵素補充品可作為「奇妙酵素」、體內酵素的一環，使身體產生各種良好的變化，如魔法一般帶給身體活力和能量。

體內酵素如同存款，平日必須小心避免消耗過多。以下是有助於補充體內酵素的生活習慣，請務必實行看看。因為在我認為，只要養成這些習慣，就能夠產生「奇妙酵素」。

·消化不良	·肌無力症	·痛風	·早期老化
·胃酸過多	·慢性肝炎	·膠原病	·慢性關節炎
·胃酸缺乏症	·糖尿病	·胰臟炎	·靜脈炎
·便秘	·潰瘍性大腸炎	·白內障	·動脈硬化
·慢性疲勞	·克隆氏症	·蛀牙	·心肌梗塞
·慢性腹瀉	·食物過敏	·乳糖不耐症	·腦血栓
·甲狀腺障礙	·肥胖	·過敏疾病	·癌症等

消化酵素

變少時會導致：

胃腸不適
胃痛
胃灼熱
排便不順
腹脹
腸內產生異常氣體
噁心想吐
食欲不振
食物過敏……等

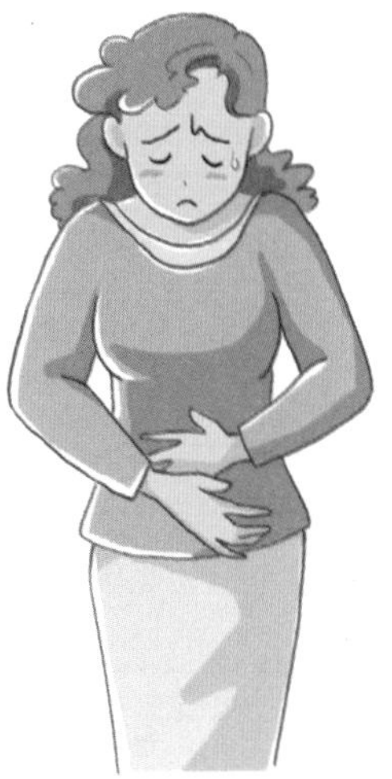

本書的宗旨是介紹保持年輕而長壽的方法，其中的關鍵在於製造酵素的腸道。使腸道保持乾淨，增加腸內的益菌是邁向健康的第一步。

這裡會詳細解說什麼樣的飲食和什麼樣的生活能讓人保持健康，過著不生病的生活。請各位一定要從做得到的地方著手，嘗試看看。

再強調一次，只要是有益身心的事情，何時開始都不嫌晚。

遺傳基因與酵素的關係？

近年來，學者一直在拆解遺傳基因的謎團，目前已知酵素也會因遺傳基因而產生不同的作用。村上和雄是筑波大學的名譽教授，也是日本解讀遺傳基因的先驅，據他表示，遺傳基因會下達「製造酵素」的命令。可是實際上會產生作用（啟動）的遺傳基因只占5～10%，啟動的遺傳基因越多，我們的潛能就越能夠發揮。

我認為遺傳基因在下達「製造酵素」的命令時，不僅會利用「奇妙酵素」（參見17頁），「奇妙酵素」也會反過來對啟動的遺傳基因產生良好的影響。實行「新谷飲食健康法」時，不僅能積極攝取食物中的酵素，或許也有助於啟動遺傳基因，總之，遺傳基因與酵素的平衡關係，可以讓我們的生命能量運作得更靈活。

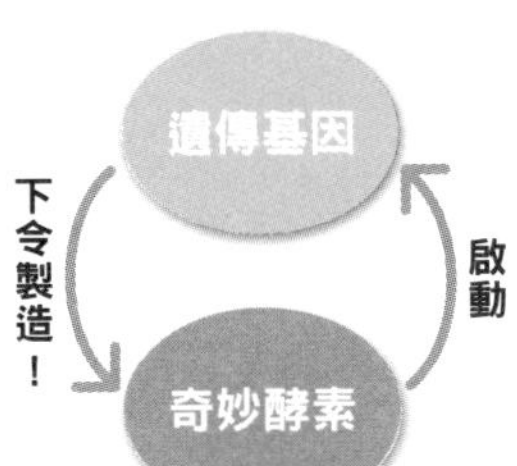

「新谷飲食健康法」的7大關鍵

要過得幸福快樂，健康而長壽，就要做到這七件事

1 良好的飲食與營養補充品

要盡量攝取85～90%的新鮮植物性食物與10～15%的動物性食物，還要以營養補充品來彌補食物無法充分供應的酵素、維生素和礦物質。
而選擇無農藥、有機栽培、無添加物、新鮮（尚未氧化）的食物，而且在未經加工，含有大量酵素的狀態下食用也很重要。
與食物有關的部分會在24頁進一步解說。

2 好水和飲用法

好水也是體內酵素的重要助力。我們的體細胞隨時都需要新鮮的好水，飲用新鮮的水有助於迅速排除廢棄物和毒素，活化體內酵素與腸內細菌，因此一定要養成良好的飲水習慣。
一天需要的飲水量大約是1.5公升，或是30～40cc×體重（公斤）。飲用的時機是在剛起床時，以及午餐和晚餐前一個小時，分別飲用需要量的三分之一。吃飯時也可以喝一杯左右的水，但這樣會沖淡消化酵素，所以最好不要喝太多。

3 正確的排泄

酵素是在腸內製造的，如果有便秘或停滯便，就會污染重要的腸內環境。每天都一定要規律地排便一、兩次。
如果你經常為便秘所苦，採用本書介紹的「咖啡灌腸法」（參見42頁）會很有效果。只要淨化腸子，活化腸內的細菌，體內酵素（五千種以上）就會源源不斷地產生。

4 適當的運動、維持正常體溫

適度的運動能改善血液、淋巴、胃腸、尿、肺等部位的空氣流通，提高基礎代謝、免疫力和抵抗力，同時活化體內酵素。一天步行2～4公里或是伸展肌肉都很有幫助，每星期要做四、五次，待血液循環有所改善後，就能避免低體溫或手腳冰冷的毛病。

5 正確的呼吸

盡量在空氣乾淨的地方，一個小時做四、五次腹式呼吸。請短促地吸氣，再慢慢吐氣。一個小時做幾次腹式呼吸能改善自律神經的平衡，有助於提高免疫力。緊身衣或繫領帶會使人呼吸短淺，最好避免。

6 休息、睡眠

人在休息、睡眠中會活化於17頁說明的「奇妙酵素」，體內酵素會在休息、睡眠時大量產生，因此一定要好好休息。
我經常在白天覺得疲倦或昏昏欲睡，但只要閉上眼睛休息5～10分鐘，就能抑制體內酵素的過度消耗，而恢復精神。午餐後休息一下也會很有幫助。

7 微笑與快樂、愛與感謝

正面的思想和幸福感對於免疫力、荷爾蒙的分泌和自律神經的作用很有效。活化體內酵素可以預防疾病，因此必須培養嗜好，或是從事靜坐、打高爾夫球等活動。

只要做到「新谷飲食健康法」的七大關鍵，
你就能夠活化酵素，讓酵素增進你的美麗和健康。

「新谷飲食健康法」
疾病預防與健康理論

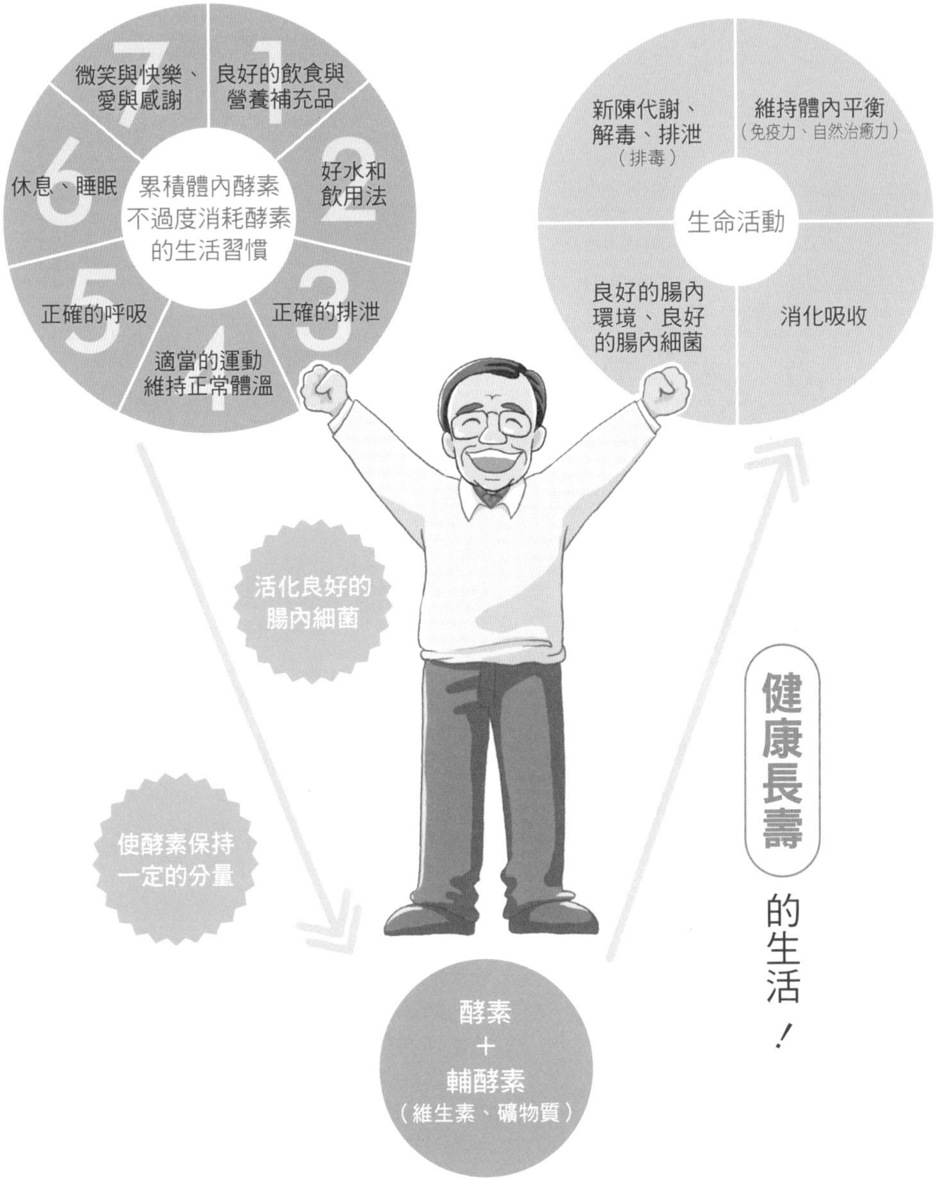

累積體內酵素
不過度消耗酵素
的生活習慣
1 良好的飲食與營養補充品
2 好水和飲用法
3 正確的排泄
4 適當的運動 維持正常體溫
5 正確的呼吸
6 休息、睡眠
7 微笑與快樂、愛與感謝
生命活動
維持體內平衡
（免疫力、自然治癒力）
新陳代謝、解毒、排泄
（排毒）
良好的腸內環境、良好的腸內細菌
消化吸收
活化良好的腸內細菌
使酵素保持一定的分量
酵素
＋
輔酵素
（維生素、礦物質）
健康長壽的生活！

實踐
「新谷飲食健康法」

Point 1

攝取含有酵素的生鮮食材

要多食用水果和蔬菜等生鮮食物。也建議多吃納豆、米糠醬菜、味噌等，植物性的發酵食品。

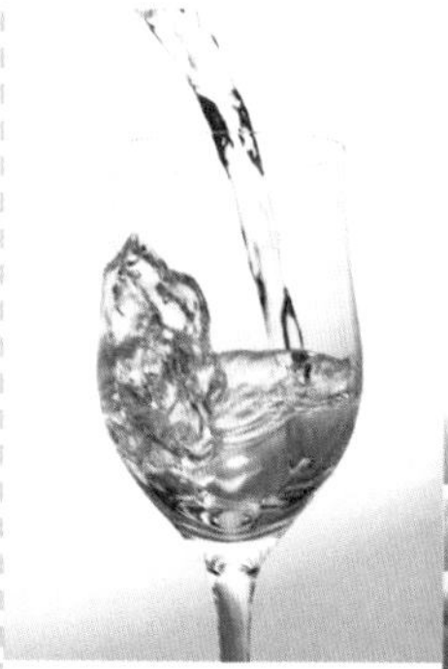

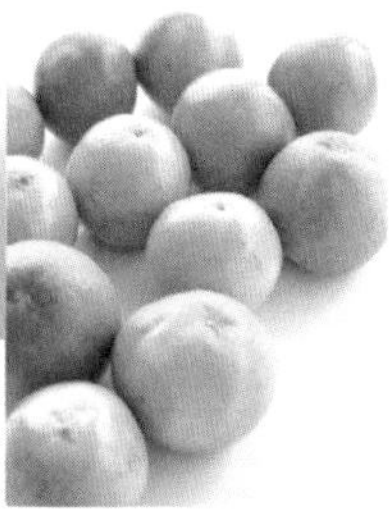

Point 2

好水和酵素補充品

好水能活化腸內細菌，我每天都攝取1,000cc的高含氧水，以及500～1,000cc的還原水。而服用酵素補充品也有助於補充體內酵素。

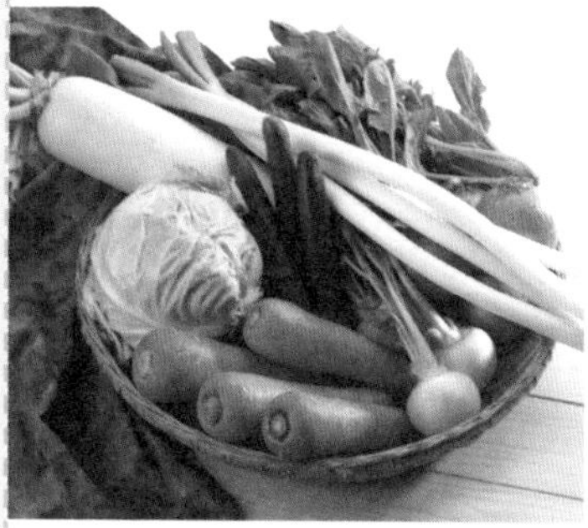

Point 3

補充維生素、礦物質

要使酵素在體內充分作用，需要16種維生素和大約60種礦物質。我們要多攝取富含維生素、礦物質的穀類、蔬菜、海藻等食物。
服用維生素、礦物質等營養補充品也很重要。

Point 4

攝取能調整免疫、抗氧化物質

抗氧化的營養補充品能減少酵素的消耗，並補充不足的酵素，提高免疫力、抵抗力和治癒力。
能培育多種乳酸菌的營養補充品，也有助於增加腸內細菌或改善腸內環境。

何謂好水？

我們所喝的水約十五分鐘就能抵達皮膚表面，約二十分鐘就能抵達所有的細胞。水在體內或腸內徹底循環能整頓腸內的環境，促進新陳代謝，從而增進胃腸的運作與排泄。不僅如此，同時會降低血液裡的中性脂肪和尿酸值，使皮膚變得細嫩，身體也能因此維持健康和年輕。可是，什麼水都可以喝嗎？不是的。這方面和食物一樣，要是喝下的水質欠佳的話，那就沒有意義了。

好水的條件

1. 不含氯，沒有氧化的水。
2. 水分子（原子或分子的結合）很小，細胞容易吸收。
3. 有還原作用（防止氧化的作用）。
4. 能消除自由基（抗氧化作用）。
5. 水的pH值是弱鹼性（pH值是表示酸鹼值的單位，pH7是中性，低於pH7是酸性，高於pH7就是鹼性）。
6. 含有均衡的鈣、鎂、鉀、鈉、鐵等礦物質。

高含氧水和還原水因為符合這些條件而值得推薦，這兩種水不僅能讓細胞、血液吸收維生素、礦物質，也能溶解廢物、毒素，並排出體外。

好水的飲用方式

水有「百藥之長」的美稱，養成喝好水的習慣，水就會在體內通暢流動，使酵素活潑地作用，讓人體保持年輕和健康。

Point 1 成年人一天要喝1,000～1,500cc。每餐三十分鐘至一小時之前喝350～550cc。還有要在睡前兩小時喝足，半夜盡量不要喝。高齡者要注意，必須喝足1,000cc。

Point 2 睡前或半夜醒來時要避免喝水，因為可能引起食道「逆流」。逆流時，加了胃酸的水會進入氣管，肺吸入之後，就有可能引發肺炎。

不過以上的數字終究只是參考，若喝了1,500cc的水後出現腹瀉的症狀，就要先減少飲水，再依體質決定適合自己的分量。

高含氧水、還原水的作用

1 給予細胞充分的氧氣，增進新陳代謝	・提高腦細胞、心臟、肺、腎臟等機能 ・消除肥胖、防止老人癡呆症、維持年輕、美化肌膚
2 去除體內、血液中的自由基	・預防動脈硬化和癌症
3 增強肌肉能量	・去除乳酸（疲勞物質） ・提高30%的運動能力
4 增強、活化體內的酵素	・增進健康，預防、治療疾病

從胃腸診斷、飲食分析與調查歸納出的

新谷式好腸相健康長壽法

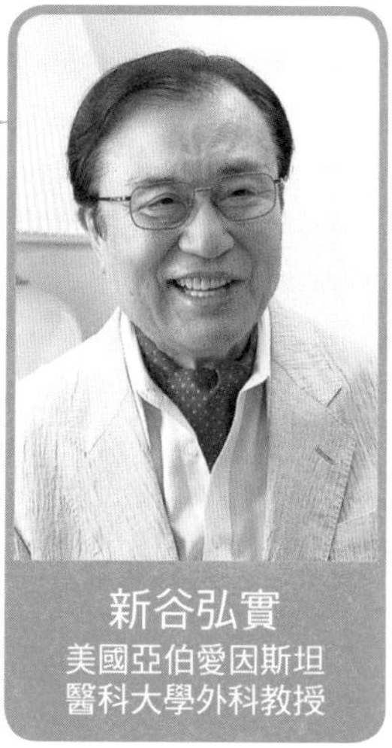

新谷弘實
美國亞伯愛因斯坦醫科大學外科教授

減少攝取動物性食物，恢復健康的身體！

要避免疾病上身，維持健康的身體，最大的重點在於檢討飲食生活。為什麼呢？因為我們身體構成的材料就是進入口中的食物和飲料。「新谷飲食健康法」的基礎就在於「依自然原理取食」的觀念，而食材的烹調方式與選擇也一樣。

首先要做到的是多食用無農藥、有機栽培的食物，盡量減少動物性食物。植物性食物占整體的85～90％，動物性食物占10～15％是最理想的比例。也許有人會質疑：「紅肉和魚類只能吃這麼一點點嗎？」、「蛋白質不會攝取不足嗎？」但事實上，蔬果、海藻類和穀物中也含有許多蛋白質，比例也都符合自然原理。

「新谷飲食健康法」食物金字塔

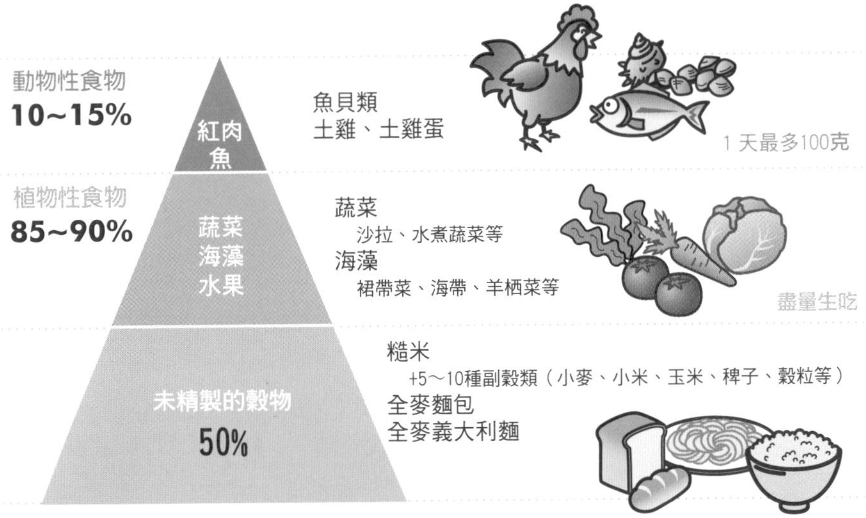

動物性食物30%以上的飲食會造成……

腸內環境惡劣	便秘、宿便、憩室
引起腸內腐敗	產生有毒氣體、自由基
身體變成酸性	細胞活動衰退、血液污濁
肝、腎臟功能低落	肝、腎機能障礙
招致生活習慣病	癌症、心臟病等
加速老化	皮膚粗糙、產生皺紋

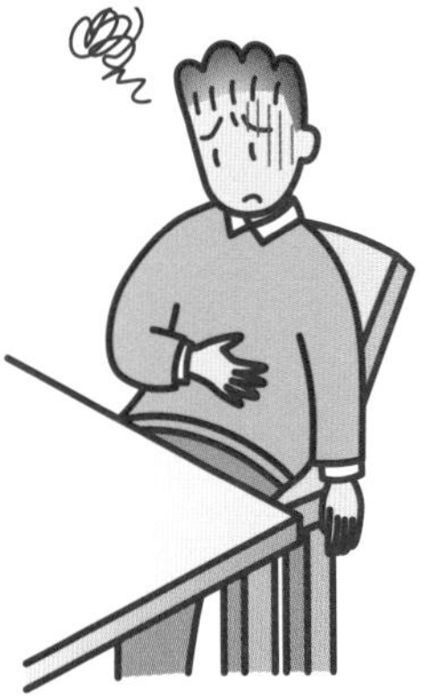

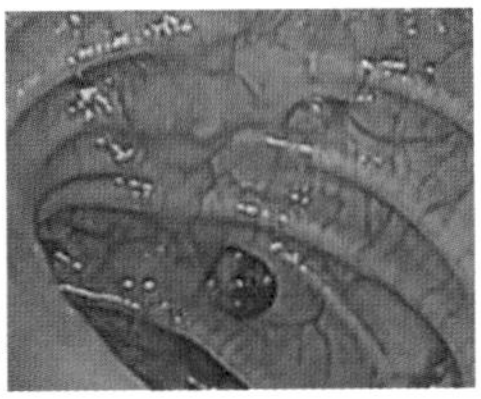
憩室

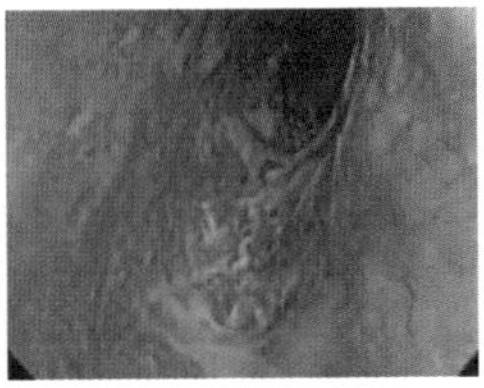
潰瘍性大腸炎

然而，有不少國人實際上所攝取的動物性食物高達30～50％以上。老是吃烤肉、牛排、漢堡，會生病也是難免的。吃太多的肉食，腸道裡的壞菌就會增加，而引發疾病。

基本上除了糙米素食加肉類之外，也要注意吃魚的方式！

植物性食物是指作為主食的未精製穀物，以及蔬菜、海藻類、水果、種子和堅果類等。

尤其是糙米和副穀類含有比例均衡的蛋白質、碳水化合物、脂肪、食物纖維、維生素、礦物質和酵素。因此，建議把每天的主食換成糙米，多吃能討好腸內益菌的食物。

至於動物性食品，則要盡可能選擇魚、貝類。

即使是植物性的食物也含有豐富的蛋白質。譬如豆漿、豆漿優酪乳、豆漿乳酪等大豆食品，其中所含的營養並不比肉類或乳製品遜色。每個月吃一、兩次肉類就綽綽有餘，雞與蛋則是一星期一、兩次就夠了。

不論是植物性還是動物性食品，最好是以接近自然的方式入口。例如食用生鮮蔬果，以及可以生吃的魚、貝類，取用其接近天然的狀態，就能充分攝取食品內的有用酵素，而不至於浪費。

另一個要注意的重點是食用的方式。即使能遵守以上的飲食內容，如果吃的方式錯誤，身體也無法利用食品的功效。要記得在睡前四、五個小時之前就不再進食，而且用餐時要充分咀嚼30～70次，在身心都很放鬆的狀態下品嚐食物的滋味。

朝氣蓬勃的長生秘訣就是保持胃腸乾淨！

身體會因飲食的方式變好或變差，身體的好壞也會立刻反映在胃腸上。每個人的胃腸都不一樣，呈現出來的狀態也各有差異。從一個人的胃

好的腸相和不好的腸相

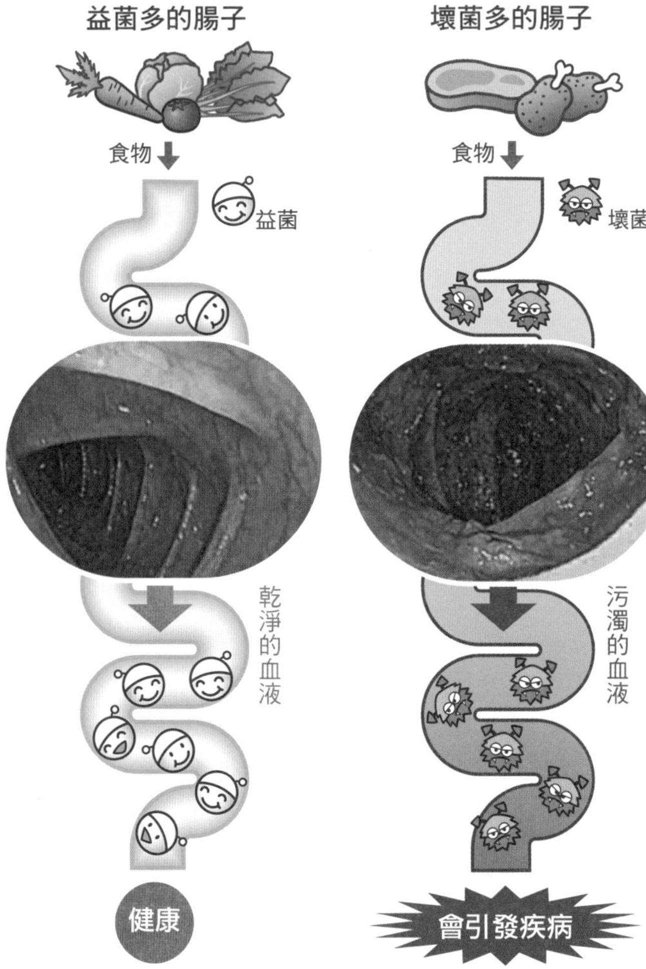

1

腸子裡有食物和腸內細菌。

2

血液的原料都是從腸子吸收來的。

3

如果腸內的狀態良好，就能製造品質好的血液，細胞也會生氣勃勃，這是維持健康的關鍵。

簡單檢查肚子裡的壞菌

你的排便或排氣有臭味嗎？有，可見腸內環境並不好，有很多壞菌在裡面。要努力增加益菌（乳酸菌），盡快整頓腸內的環境。

相或腸相（胃或腸的環境）就可以知道他全身的健康狀態。

益菌較多的胃相或腸相都有柔軟的黏膜，呈現粉紅色、內部平滑、沒有殘留物，非常乾淨，腸道長也是特徵之一。而最重要的是胃相或腸相良好的人也都有良好的健康狀態，看起來很年輕，肌膚的情況也不錯。

另一方面，胃相、腸相不佳的話顏色會顯得污濁，表面的黏膜凹凸不平、很不平滑，而且腸壁會變硬或變窄，並積存著宿便。有這種胃腸的人，外表會顯得蒼老，罹患生活習慣病的可能性相當大。

換句話說，胃腸是一個人健康狀態的表徵，也是老化的指標。形成胃腸環境的因素是食物、水和排泄，其中尤以飲食生活的品質影響最大。

許多美國人採取以肉食為主的高蛋白、高脂肪飲食，而形成典型的壞腸相。在這種情況下，腸道又硬又短，內徑窄得看不清楚，也經常發生憩室（腸壁凹陷成袋狀）或長出息肉。

然而，這三十年以來，國人也有越來越多人具有這種腸相，原因是食用過多動物性食物。在這段時期，生活習慣病或癌症的死亡人數都有攀高的趨勢，可見身體健康和飲食生活的關係有多麼密切。

許多生活習慣病是在當事者渾然不知的情況下出現的，症狀也會逐漸加重。從三十多歲開始有不良胃相或腸相的人尤其要注意。每個人在小時候都有乾淨的胃腸。如果能保持童年良好的胃相和腸相，必然能預防疾病，也能長命百歲。

如果現在已經失去健康，或胃相、腸相不佳的人，就要趕快檢討飲食生活或生活習慣，讓胃腸恢復良好的狀態。

★腸道變乾淨　新谷式健康長壽法概要

- 植物性食物占85～90%，動物性食物占10～15%（盡量選擇魚貝類）。
- 食用接近天然狀態的生鮮蔬果、生魚片等。
- 充分咀嚼，約30～70次。
- 養成睡前四、五個小時就不再進食。
- 積極利用營養補充品（補充維生素、礦物質、酵素，以及改善腸內環境的補充品）。
- 每天喝1～1.5公升的好水。

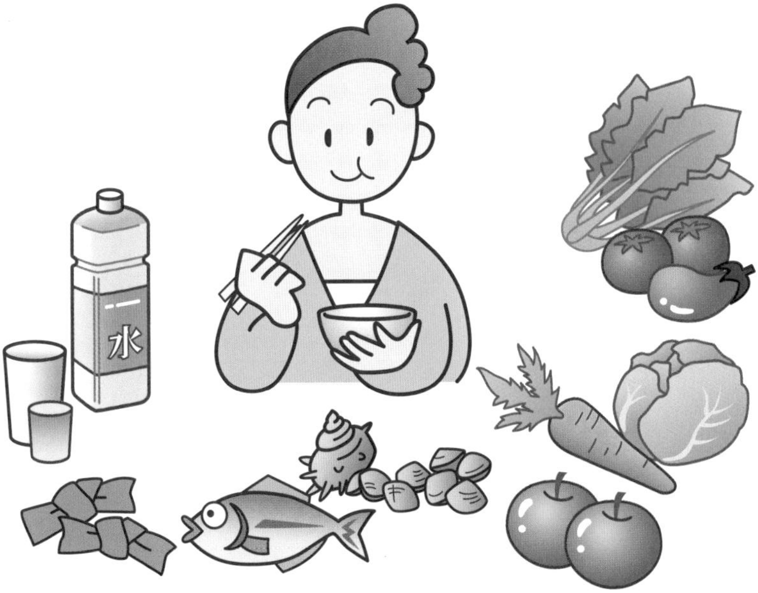

詳情請看內文！

來自於自律神經和免疫細胞的研究

安保式提高免疫力健康法

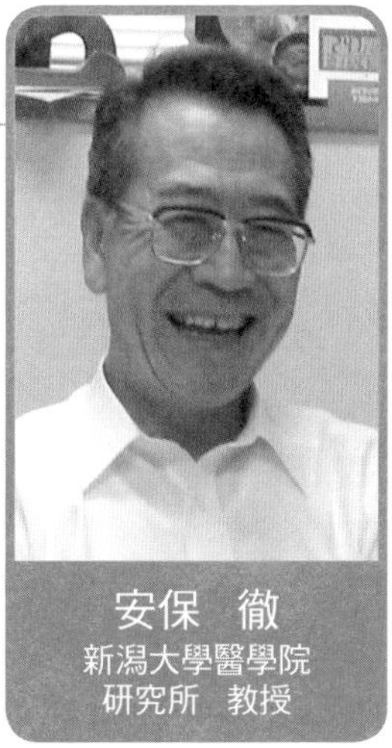

安保 徹
新潟大學醫學院
研究所 教授

疾病是我們在不知不覺中招來的！

忙碌的現代人一直處於緊張的生活狀態，往往在無意中累積壓力。

如果只想藉著吃吃喝喝來消除工作上的煩憂，只會讓身體受苦而已。現代人許多都在忍受著身體或多或少的不適，原因出在免疫力低落。免疫力低落就是百病的源頭。

「安保式健康法」的目的是提高免疫力，讓自己恢復健康。不依賴藥物，藉著敏銳察覺身體發出的訊號，努力排除造成疾病的因素，那麼疾病就不會上身。重點在於「生活方式」和「飲食法」，共通的條件就是「均衡」。

任何人都有固定的行為模式或傾向。有的人動不動就逞

你是哪一種類型？

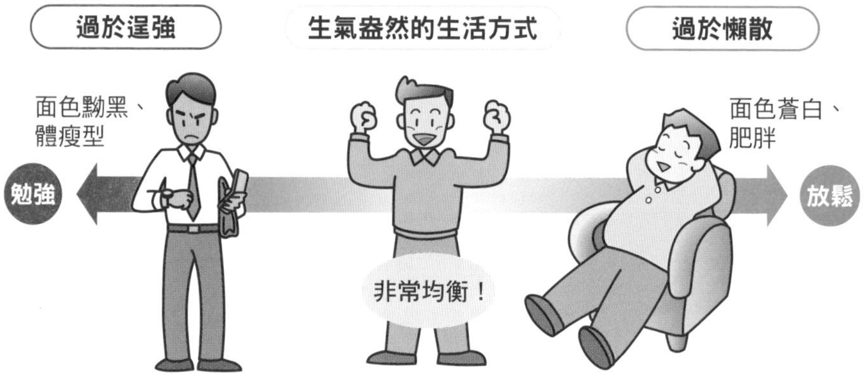
過於逞強
生氣盎然的生活方式
過於懶散
面色黝黑、
體瘦型
面色蒼白、
肥胖
勉強
放鬆
非常均衡！

「強大的壓力」
· 在工作上逞強、煩惱多
· 家庭內的問題
· 人生的煩惱
· 運動過度

「過度安逸」
· 過於豐盛的飲食
· 運動不足
· 過度保護的環境

過於「逞強」或「懶散」會使自律神經失衡

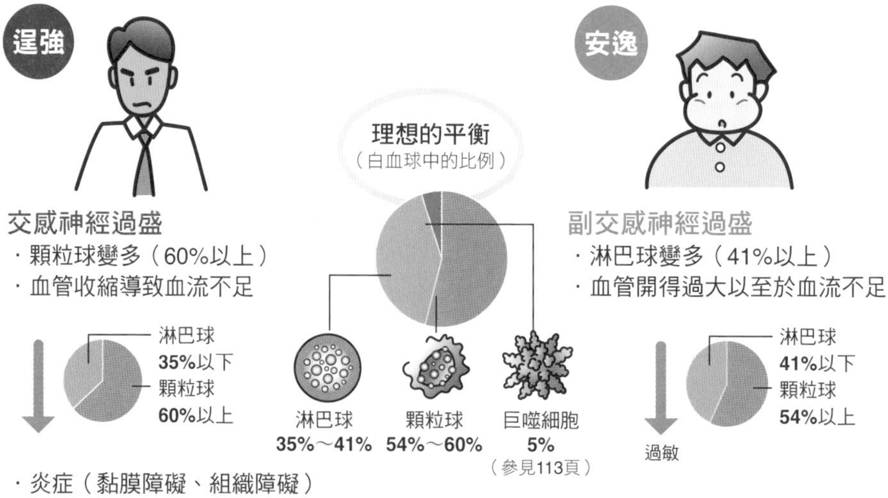

· 炎症（黏膜障礙、組織障礙）
· 癌症

強，有的人一放鬆就沒有節制，有的人腳步輕快，有的人一坐下就不想站起來……

偏食、吃飯狼吞虎嚥、經常豪飲或是暴飲暴食之類的飲食方式，都是許多人在無意中養成的壞習慣。若要尋回健康，就必須要先徹底檢討自己的生活模式。

白血球是免疫系統的主角！要注意顆粒球和淋巴球的平衡

話說回來，沒有人知道自己的免疫力有多強。究竟測量免疫力的標準是什麼？

免疫力具有保護身體免受病毒或病原體侵入的作用，而專職掌控這種能力的則是血液中的白血球。白血球主要是由三種細胞所構成，其中有95%是顆粒球和淋巴球。

這兩者的行為模式不一樣，顆粒球會撲向侵入的細菌，把細菌一個個處理掉，是所謂的「行動派」。相對的，淋巴球是守株待兔型，不會自己移動，只有在察覺到有抗原時，才會製造出抑制抗原活動的「抗體」，將異物消滅。

有許多人誤以為「生過的病會產生免疫，而不會復發」，可是那是淋巴球產生抗體反應時才會發生的情況。

顆粒球和淋巴球在白血球中的比例經常在變動，免疫力的狀態就是靠這兩者的平衡來維持。在健康人的身上，顆粒球約占60%，淋巴球約占35%，兩者過多或過少都不好。

自律神經的平衡會因白血球而不斷變動！

顆粒球與淋巴球有非常微妙的平衡點，與自律神經的作用息息相關，而白血球系統是受自律神經機制的控制。

自律神經是由「交感神經」和「副交感神經」

自律神經的兩種角色

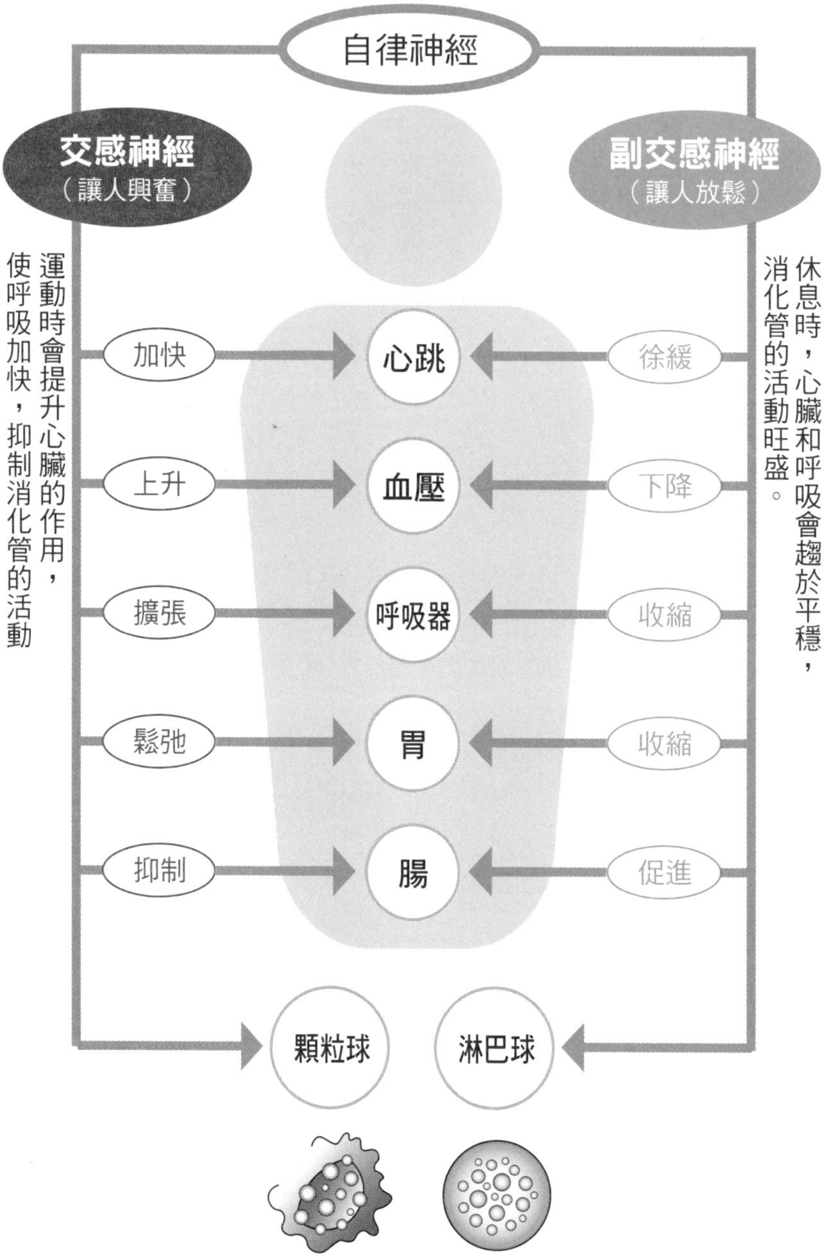
自律神經
交感神經
（讓人興奮）
副交感神經
（讓人放鬆）
運動時會提升心臟的作用，使呼吸加快，抑制消化管的活動
休息時，心臟和呼吸會趨於平穩，消化管的活動旺盛。
加快
心跳
徐緩
上升
血壓
下降
擴張
呼吸器
收縮
鬆弛
胃
收縮
抑制
腸
促進
顆粒球
淋巴球

這兩種作用相反的神經所構成的，在健康的狀態下，兩者會維持平衡。

可是，當我們心事重重、覺得有壓力，或極端地逞強時，交感神經會處於優勢而緊繃，連帶地使顆粒球的數量增加。相反的，淋巴球則會減少，對病毒的抵抗力因此降低，所以容易引發各種疾病。

另一方面，在身心處在很放鬆的休息狀態下，副交感神經就會處於優勢，白血球中的淋巴球數量也就會增加。然而當淋巴球過多時，會對抗原產生過度反應，因此引發過敏或異位性皮膚炎。

因此，人之所以會生病並不只是因為身心消耗過度這個原因而已，如果生活過於散漫、安逸，也有可能會引發疾病的。

★提高免疫力　安保式健康法概要

- 糙米、素食等營養平衡的飲食
- 不仰賴藥物
- 對身體狀態很敏感（緊張、壓力、煩惱、過度逞強、怠惰等）
- 要抽出時間放鬆（適度的運動、溫熱身體、深呼吸、按摩指甲等）

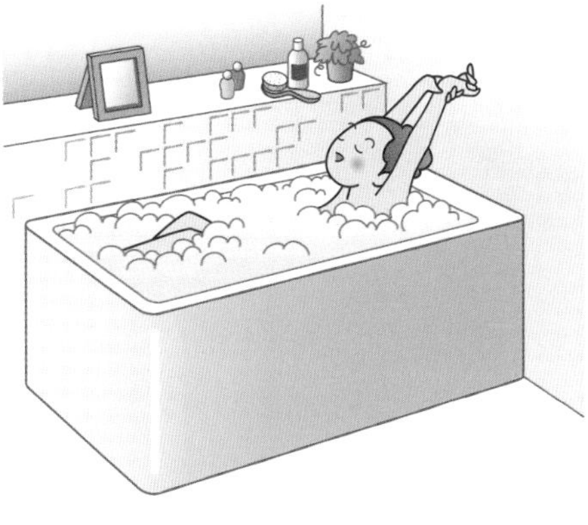

詳情請看內文！

缘茵阁

EVERGREEN

Beauty Spa & Clinic

New Hope Offered to Skin Sufferers

If You Are Suffering or Worrying About your Skin
Call For a Free Consultation.

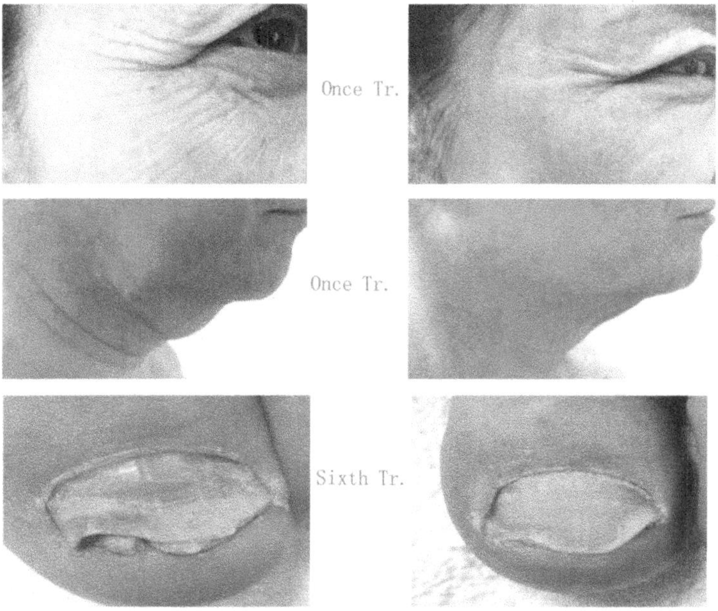

115 - 4800 No.3 Road
Richmond, BC V6X 3A6
Tel : (604) 270-8793
Business Hours:
10:00 a.m. - 6:30 p.m. (Mon.~ Sat.)
10:00 p.m. – 5:30 p.m. (Sunday)

SKIN CARE

Deep Pore Cleansing (Women/Men)..$80

Classic Facial $80

Face & Neck Lymph cleansing...$88

Carbon Laser Facial...$199

"Payot" Whitening Facial..$138

Cavia Facial $148

SPECIAL TREATMENT (Optional)

Purifying Treatment $90

Oxygen Treatment..$80

Micro-dermabrasion Treatment...$100

Instant Visible Eye / Lip Treatment $58

Spider Veins / Cherry Angiomas Removal..$80+

N2 Skin Patch Removal ....$10+

ERBIUM LASER SKIN RECONSTRACTION

Face Lift / Acne Scar Removal / Leg Spider Veins Removal / Resaca / Neck Firming / Stretch Marks & Firming Treatment /Joint Pain Management / Toenail Fungus Removal / Vagina Managment

....Call

BODY CARE

Relaxing / Deep Tissue Massage (55') $65

Back Acne Treatment $98

Whole Body Exfoliation/Detoxification $118

Whole Body Detoxification..$199

PERMANENT MAKE-UP

Semi-Permanent Natural Eye Brow..$480

Up Eye Line $380

Lower Eye Line $280

Lip Line $380

HAND CARE

Manicure (Women/Men)..$20

"Striplac" Manicure...$45

FOOT CARE

Spa Pedicure...$35

Spa Pedicure for Men..$30

Medical Pedicure..$58

Reflexology Foot Massage (50') $48

OTHER SERVICES

Eye Brow/Lash Tinting...$20

Eye Lash Perm...$38

Ear Piercing $18

Salt Aerosol Therapy/salt Oxygen Cabin $45

WAXING DEPILATORY

Eye Brow $12

Back & Shoulders $50

Bikini(re) $30

French Bikini $88

Brazilian Bikini $100

Introducing Laser Pain Relief

Laser therapy is revolutionary advancement in non-surgical pain relief and mussel repair. This treatment is safe comfortable and highly effective in helping your body to heal without unpleasant side effects. Our high power laser is the most powerful; deepest penetrating, therapeutic laser available and is capable of delivering much greater amounts of healing energy, more power means greater effectiveness; deeper penetration and shorter treatment times. Laser therapy takes about 10-15 min. the area to be treated will be thoroughly cleansed, a thin layer of cooling gel will be applied, and then a laser light will be applied in a series of pulses to the treatment area. During the treatment clients may feel a slight pinching and may see redness in the following days. Evergreen recommend regular treatment and will advice you during your free consultation.

Benefits

- Arthritis
- Frozen Shoulder
- Knee Pain
- Lower Back Pain
- Elbow / Hip Pain
- Muscle pain
- Sport Injuries
- Joint Pain

Gift Certificate Available

Prices Subject to Change Without Notice

www.Salparadise.ca

前言

四十年來，我一直在從事胃腸的內視鏡檢查，臨床病例超過三十五萬件。這段經歷讓我歸納一個結論：「人如果健康，胃腸就很漂亮，人如果不健康，胃腸就會變得很髒。」可見要維持健康，保持乾淨的腸道是必不可缺的條件。

腸道運作不佳時會造成腸內腐敗，產生的毒素會被腸道吸收，順著血液流到全身。如果置之不理，很可能會引起癌症或生活習慣病等嚴重的疾病，因此全身的健康狀態會反映在腸道上。

近年來全球興起了一股健康熱潮，有越來越多人注重養生，勵行步行健身或攝取健康食品。可是潰瘍性大腸炎、克隆氏症、膠原病、過敏等「自我免疫疾病」的病人卻有增無減。國人的腸內環境變得越來越糟，彷彿在呼應這些新疾病有增多的趨勢。

其中的原因只有一個，就是現代人錯誤的飲食生活和習慣，病源幾乎都出在日常的飲食和生活習慣上。即使可以去醫院摘除異物、解除不舒服的症狀，這方面的疾病也無法根治。

近來已有研究發現，腸內細菌和免疫細胞的作用有非常密切的關係。

由此可知，整頓自己的腸內環境是健康長壽的關鍵，但願讀者們都能藉由本書恢復良好的胃腸。

新谷弘實

目次

目次

PART 1

健康要靠自己去維護！

你會生病還是保持健康，其實都是你自己的選擇。
要使身體不生病，就要做到以下的重點：

① 正確的生活習慣
② 好水和飲食
③ 適度的運動和正確的呼吸法
④ 充實的心靈（幸福感、正面思考）
⑤ 有歡笑的生活
⑥ 營養均衡的飲食生活
⑦ 營養補充品或健康食品
⑧ 不仰賴藥物
⑨ 檢討生活習慣
⑩ 有時間放鬆

這一節要介紹的是理想的飲食、每天可以輕鬆實行的生活方式，以及遠離疾病與老化、增加體內酵素的方法，也包括許多能幫助你保持健康，立即可行的具體建言。

新谷弘實

健康要靠你自己的意志力來決定！

要以飲食、水、適度的運動來整頓腸內的環境，培養不生病的身體，達到健康與長壽的目的

生病是自己造成的嗎？

每個人的長相都不一樣，也找不到另一張相同的臉。雖然有人說，這個世界上會有三個人長得和你一樣，就算是真的，頂多也只有三個而已。

如同每個人的面貌和體格都各有特色，腸道裡面也是各有千秋。根據我將近四十年在美國和日本為超過三十五萬人做胃腸內視鏡檢查的經驗，人的胃和腸道也有猶如面相、手相的「胃相」和「腸相」。人的健康狀態、生活習慣、年齡等因素，都會如實地反映在胃相和腸相上。

同樣年齡的人，有的腸道跟小孩子一樣乾淨，有的卻又硬又短，老化得很快，為什麼會有這樣的差異呢？

腸相乾淨的人不只是腸道的狀態，全身的健

康也非常良好。相反的，腸內有大腸息肉、大腸癌的患者，多半都患有高血壓、糖尿病、動脈硬化、高脂血症等生活習慣病。

我從這裡得到的結論是：**健康狀態與年齡增長速度跟腸相（腸內環境）或腸內細菌的狀態有密切的關係。**

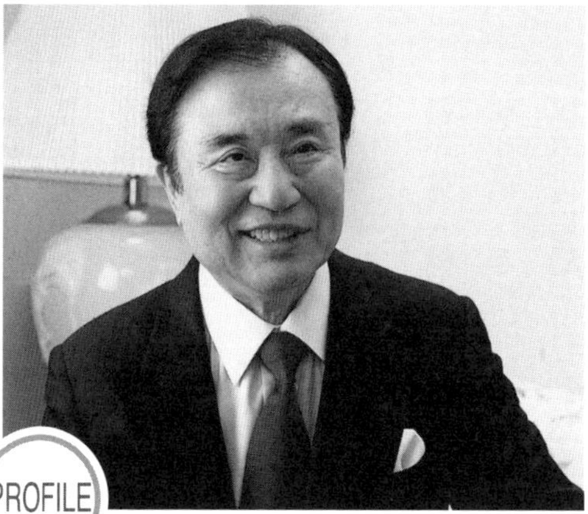

PROFILE

新谷弘實（Shinya Hiromi）

- 研發出大腸內視鏡息肉切除術的世界先驅，過去40年間在美國、日本做過許多次胃腸內視鏡檢查與息肉切除術，沒有一例出現併發症。
- 曾任美國總統的醫療顧問，世界知名胃腸權威。
- 現任美國亞伯愛因斯坦醫科大學外科教授、貝斯以色列醫院內視鏡中心所長、前田醫院顧問、半藏門胃腸診所顧問。
- 著作有《胃腸會說話》、《元氣的免疫力量》、《新谷式咖啡排毒法》等。

不僅如此，我們身體產生的任何疾病都和進入口中的食物與飲水有關。換句話說，只要**持續正確的飲食和生活習慣，就幾乎不會生病。**

如果說疾病是人自己造成的也不為過。既然疾病是自己招來的，反過來想一想，就知道我們可以憑著正確的知識和心態來避免疾病，並由自己掌控健康。

所以，我把生活習慣病稱為是一種**「自我管理缺陷疾病」**。

即使被診斷為腸相不佳、污穢，還是**可以靠自己的力量加以改善。**

惡劣的腸內環境會招致疾病

我們可以每天照鏡子了解臉色好不好，卻不能檢查自己的腸道。當然，最確實的方式是去醫院接受內視鏡檢查。可是①**腹部的壓痛、有**

無硬塊、②大便的形狀與氣味、③排氣的量與氣味、④有無血便、黏液等因素都是了解腸相好壞的標準，因此只要注意這些因素，就能對腸道有相當程度的了解。

請不要大而化之地以為「放屁和大便當然是臭的」，腸內會產生大量的**惡臭氣體**是便秘、宿便等「停滯便」造成的。這種氣體的成分有**硫化氫**、**阿摩尼亞**、**吲哚**、**糞臭素**、**酚類**、**一氧化碳**、**甲烷**等，和火山噴出的氣體一樣，真是不可思議。日本三宅島的火山爆發時，居民之所以非得避居他處不可，就是因為當地瀰漫著這種有毒氣體。

肚子裡累積著這樣的氣體，當然不能置之不理。有許多人認為「便秘又不會死」，而不以為意，可是**不良的腸內環境會連帶地對身體各部位產生不良的影響**，若是不想辦法處理，可是非常危險的。

如何消除便秘

要消除便秘，維持正確的飲食生活和生活習慣比什麼都重要。但是在每日的忙碌生活中，應該有許多人無法徹底實行。

可是，腸內積存的糞便會產生大量有毒氣體或自由基，使全身的免疫力或抵抗力降低，因此非盡早排出不可。

有個有效的方法可在這時派上用場，那就是加了乳酸菌生成萃取液與礦物鹽的咖啡灌腸法。咖啡灌腸法是從肛門注入沖淡的咖啡液，將腸內含有毒素、老舊廢棄物的糞便和氣體沖洗出來的洗腸方式。

咖啡約含有27種化學物質，從嘴巴喝進去對住在小腸中的益菌有害，但是從肛門進入時，就會反過來減少大腸的壞菌。而且，咖啡中的

消除便秘！咖啡灌腸法

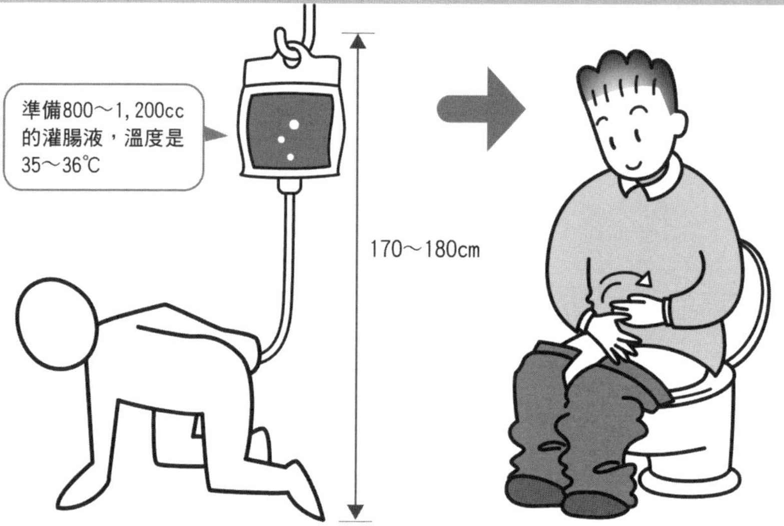
準備800～1,200cc的灌腸液，溫度是35～36℃
170～180cm

將插入管的前端插進肛門內3～4cm深處

坐在馬桶上依順時鐘方向慢慢按摩肚子

諸多成分會刺激大腸，擴大肝臟的微血管或毛細膽管，促使肝臟血液中的毒素排出。

咖啡灌腸法由來已久，是約在80年前由麥克斯・哥森博士（Dr. Max Gerson）研發出來的。還不曾體驗過的人，或許會覺得不易實行，可是做起來比想像中簡單許多，能讓人感到神清氣爽。

做法是先調製咖啡液，溫度和體溫相當或稍低，約為35～36℃（共1,000cc）。先掛在洗手間的吊勾等地方，然後跪在地上，用手肘支撐身體，以前傾的姿勢將插入管插進肛門，注入液體。注入的時間約需兩、三分鐘（中途有便意時，可以暫停注入，拔掉管子去排泄），待液體注入完畢，就可以坐在馬桶上排泄。

早餐或晚餐後約隔一、兩個小時，就可以進行。雖然不做咖啡灌腸也可以每天自行排便，但是有時候還是會有停滯便留在腸道的摺縫

裡。尤其是排便後排氣很多的人，腸道裡的狀態可以說與便秘差不多。

咖啡灌腸對身體有好處，絕非不好的習慣，你擔心每天做會養成習慣，一停止就無法自然排便？請放心，絕對不會。即使每天做一、兩次咖啡灌腸，只要腸道正常地活動，就算停止灌腸，也只需要24～36小時，就能自然排便。而持續做咖啡灌腸的人，能確實改善腸相。

維生素、礦物質和其他營養成分會被小腸吸收，因此大腸不會因為咖啡灌腸而有所損失。以這種方法清潔腸道，同時攝取營養補充品，得到的效果更大。

不生病的飲食秘密在於齒列

要攝取什麼樣的食物，才不會生病呢？基本上要抱持的觀念是：「**盡量以自然的形態吃食**

齒列與食物的關係

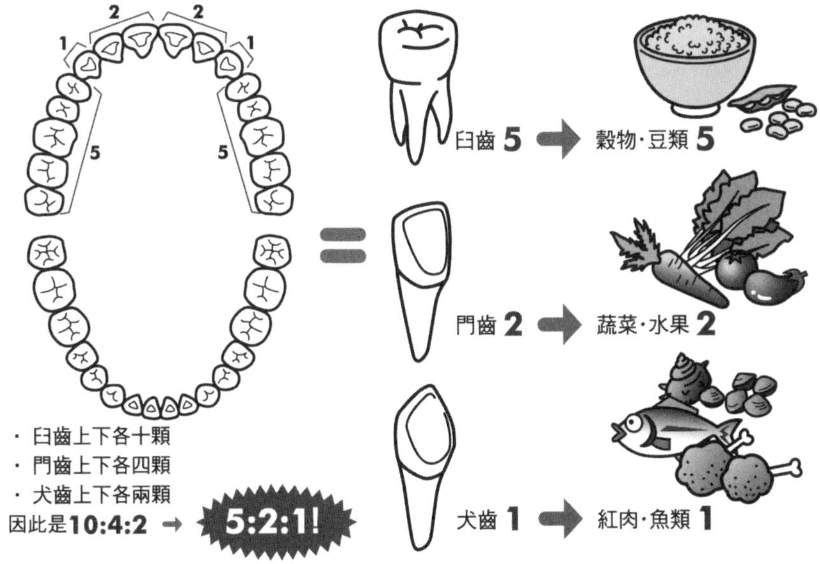

天然的食物，而且要依照合乎自然原理的比例進食。」可以的話，**攝取從家鄉土壤採收的作物是最好的**。關於「自然原理」這一點，則可以從「齒列」得到線索。

成人的牙齒連智齒在內共有32顆。依形狀和用途分成臼齒、門齒、犬齒三種。臼齒適合用來吃穀物和豆類，門齒適合蔬菜和水果，犬齒則適合肉類等動物性食物。至於實際的數量，**臼齒有20顆，門齒有8顆，犬齒有4顆**，亦即是**5：2：1**的比例。早在以前，就有睿智的營養學者指出這個事實。

如果這就是自然的原理，那麼這個比例就是身體攝取各種食物的理想比例。換句話說，理想的飲食內容是攝取**五份穀物和豆類**、**兩份蔬菜和水果，以及一份魚貝類等動物性食物。**

若將前兩者概括為植物性食物，比例就變為**七份植物性食物對一份動物性食物**，前者占85～90％，後者則是10～15％。依照我的臨床經驗，及從許多患者的飲食資料歸納出的結論，**85～90％的植物性食物**是最適當的飲食比率。

順便一提，黑猩猩和人的遺傳基因有99％相同，牠們攝取約50％的水果，以及45％草葉和根菜類。這也就是說，牠們攝取95％的植物性食物，另外的4～5％則是藉由螞蟻之類的昆蟲來填補。

由於遺傳基因的結構幾乎相同，根據我對黑猩猩做過胃腸內視鏡的經驗，牠們的胃腸結構也和人很相像。這一點可以證明，人類理想的飲食比例應該與黑猩猩的很接近，才是符合自然原理的飲食。

與酵素為友

當然，要遠離疾病和老化，光是遵守植物性與

動物性食物的比例是不夠的，還有一些食物必須積極地攝取，有一些必須減少食用。這方面的觀點與「取食天然的形態」一樣。

再強調一次，選擇的食物要**盡量新鮮**，**接近生食**。因為食物所含的**酵素**不耐熱，會在48到115℃時死去，這麼一來，即使食物中含有再多對人體有用的酵素，我們也無法有效地攝取。

除了酵素之外，植物性食物還含有許多對人體非常有用的**植物營養素**、**食物纖維**、**維生素和礦物質等輔酵素**（有輔助酵素的作用），而且這些成分之間會產生交互作用，進而發揮相輔相成的效果。

尤其是植物營養素在預防醫學的領域上備受矚目，那是植物所具有的化學物質，也就是植物香氣、味道和色素的成分。雖然還未被視為生命必不可或缺的營養素，但是學者已經發現了一萬種以上的植物營養素。

其中最具代表性的就是葡萄酒中的**多酚**，而具抗氧化作用的多酚與類黃酮素中，就包含**兒茶素**、**大豆異黃酮素**、**花青素**等。

除此之外，還有**胡蘿蔔素**、**茄紅素**等**類胡蘿蔔素**。有解毒與殺菌作用，也能預防癌症和動脈硬化的**硫化合物**、有防癌效果的**松烯類**，以及存在於菇類、能活化免疫細胞的**多醣體β-葡聚糖**。

植物營養素的主要作用是：①**去除自由基（活性氧）**、②**修補受損細胞（遺傳基因）**、③**阻止癌細胞增殖**、④**提高對感染的防禦力**、⑤**提高免疫力**、⑥**恢復記憶力**、**精神集中力**、⑦**防止老化**、**恢復年輕**等，都是健康長壽所必備的作用。

有很多食物都具有這些可在人體有效運作的成分，選擇這樣的食物，並以盡可能活用其效用的方式烹調與食用是很重要的。

身體不生鏽就能又年輕又健康

酵素和植物營養素能發揮威力，去除體內產生的自由基。不論是蘋果或稻米，任何食物去皮後就會氧化。氧化就是生鏽了，**吃下生鏽的食物，身體當然就會生鏽**。這種氧化現象是引發老化、癌症和生活習慣病的重要因素；自由基過多時，細胞和組織就會氧化而生鏽。

關於**自由基發生的原因**，近來有一種成分被視為禍因，那就是**過氧化脂質——反式脂肪酸**。包含在天然食物中的油脂類，例如穀物、種子、堅果、水果、蔬菜、魚肉等食品都含有「順式」結構的油脂，是我們應該積極攝取的成分。可是油脂在高壓、高溫下經過化學性溶解所萃取出的油會轉變成反式脂肪酸，這種油具有「反式」結構，對心臟、血管等身體所有的器官都有害。

美奶滋、沙拉醬、人造奶油、鮮奶油、速食麵、油炸食物、馬鈴薯片、植物油做的糕餅、放久了的肉乾或魚乾、市售的牛奶（經過均質化和消毒）等，都是很容易含有過氧化脂質、反式脂肪酸的食品。

順便一提，日本國內使用的食品添加物大致上有八百一十種，包括三百六十種的指定（合成）添加物，和四百五十種的既有（天然）添加物，這個數字可說是世界第一。然而美國只有一百四十種，英國則是減到只剩十四種。

另外會產生自由基的重要因素，還有壓力、電磁波、紫外線、藥物、香菸、酒類等。

該吃什麼？該怎麼吃？

有句英語說：「You are what you eat.」，意

思是「**吃下的食物會決定你這個人的外表**」。但談到改變飲食生活，有些人只會注意飲食的內容。其實，**理想的飲食是要考慮到「進食時間」、「進食方式」和「進食的身心狀態」**。

舉例來說，就算有良好的飲食內容，也不能在深夜吃完飯就上床睡覺。如果不在**睡前四、五個小時吃完**，胰臟分泌的胰島素會在夜晚把蛋白質和碳水化合物都變成脂肪，而導致肥胖。所以在**傍晚六點左右吃晚餐**，然後**在睡覺之前什麼都不吃**是最理想的。

如果要吃，少量的水果會比其他加工食品好，因為水果含有食物酵素，也容易消化，胃部比較不會在第二天發生症狀。

除此之外，咀嚼的次數太少也是個問題。據我的觀察，現代人吃柔軟的東西時，只嚼五、六下就吞進肚子裡了。可是沒有充分咀嚼就經過食道的食物，光靠胃和小腸並無法完全吸收，大部分的食物還沒有消化就進入大腸了。尤其不消化的動物性食物會在大腸裡面腐敗、發酵，使腸內環境惡化。

因此，千萬要養成**咀嚼30～70下**的習慣。習慣養成之後，不需要計算就能夠憑感覺知道，何況食物多嚼幾次也會比較美味。如此一來，你就能夠自然而然地瘦身，身體也會變好。

飲食習慣會直接反映在身體健康上。吃完東西就睡覺，或是暴飲暴食，狼吞虎嚥的吃法不僅會造成皮膚粗糙，也會引起許多種疾病，讓人老得更快。

除了飲食之外，喝水的方式也是健康的重要關鍵。人體約含有60～70％的水分。其中的75％是在全身60兆個細胞裡。因此，要讓細胞柔嫩有生氣，就必須有充分的飲水。而且，水會在體內產生重要的流勢，對血液與淋巴、胃腸內和尿液的通暢很有幫助。

植物營養素的功能

1 多酚（抗氧化作用）
類黃酮素（數千種）
綠茶（兒茶素）、大豆（異黃酮素）、藍莓（花青素）、蘋果（山奈酚）、洋蔥（槲黃素）、芝麻（木酚素）

2 類胡蘿蔔素
（綠黃色蔬菜、海藻的色素成分）
海藻類（墨角藻黃素）、甘薯（β-胡蘿蔔素）、紅蘿蔔、蕃茄、西瓜（茄紅素）、綠黃色蔬菜（α-胡蘿蔔素）、柑橘類（β-隱黃質）

3 硫化合物
（預防癌症、動脈硬化，肝解毒作用）
大蒜、蔥、蘿蔔、山葵、芥末等
青花菜、胚芽（異硫氰酸鹽）

4 松烯類（防癌）
芳香植物和山菇類的香味或苦味
芳香療法的精油

5 多醣體β-葡聚糖（活化免疫系統的細胞）
菇類

↓

對於預防癌症、提高免疫力、防止老化、恢復年輕方面很有效

喝下新鮮良質的水，可促進新陳代謝，使老舊廢物和毒素迅速排出體內。水如果沒有充分抵達體內每一個部分，身體就會處於慢性脫水的狀態。氧氣和營養無法抵達60兆個體內細胞，不僅會導致皮膚粗糙，出現皺紋和斑點，也會引發疾病與老化。

應該攝取的水量要依氣候與體格、年齡而異，但**每個人一天的標準是1,000～1,500cc**。基本上要在**每餐30～60分鐘前分別喝下350～500cc的量**。人體和植物一樣，只要規律地澆水，就能活得健康而長壽。另外在夏季或做運動時，有必要增加2,000～2,500cc的水。

還有，就寢前兩小時和半夜盡量不要喝水，因為身體躺下來時很容易發生食道逆流，水進入氣管就會造成支氣管炎或肺炎，或出現刺激喉嚨的症狀。

健康檢查的結果（各年齡層比較）

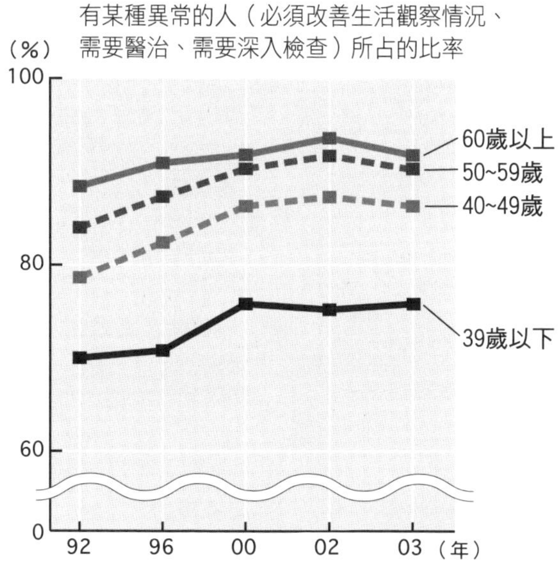

有某種異常的人（必須改善生活觀察情況、
需要醫治、需要深入檢查）所占的比率

出處：（社）日本病院會

如何培養不生病的身體

歸納最近身體檢查的資料可知，被診斷出有**某種異常的人，40～49歲的年齡層高達87％以上**，而且這個數字會隨著年齡上升。

還有，根據日本人的死亡原因調查，癌症占了整體的三分之一，另外的三分之一是心血管方面的疾病。因意外事故或衰老死亡的人還不到整體的一成。

換句話說，其餘的九成都可以藉著改變食物或生活習慣來避開死亡，也就是說可以靠自己去預防。

日本的平均壽命高居世界第一，但這只是因為新生兒死亡率極低的關係，並不表示有很多健康的人瑞。實際上，大部分的老人都有某些疾病纏身，不是臥病在床，就是需要看護。

正因為如此，我們必須靠自己去學習不生病的方法。要讓疾病不近身，就要遵守以下五個原則：

1保持良好的腸相

2攝取抗氧化物質豐富的飲食

3要在生活中盡可能抑制自由基、過氧化脂質

4學習正確的飲食法和生活方式，以意志力排除不利於身體的物質

5平常要多攝取營養補充品，彌補容易缺少的維生素、礦物質和酵素，改善腸內環境

除此之外，還要加上：

1正確的生活習慣

2好水與飲食

3適度的運動與正確的呼吸法

4內心的充實感（幸福感、正面思考）

5有歡笑的生活

只要具備以上所有的條件，相信就能得到健康與長壽。

錯誤的飲食和生活習慣不出五年、十年就會引發疾病。正因為容易輕忽日常生活，才要由**自己負起責任去選擇飲食和習慣，以培養出不生病的體質**。

各項健康檢查異常者的比例（2003年）

檢查項目	比例
肝功能障礙	24.7%（男30.2%　女15.5%）
高膽固醇	23.9%（男23.7%　女24.3%）
肥胖	20.3%（男23.2%　女15.4%）
高血壓	14.0%（男16.1%　女10.3%）
高中性脂肪	12.9%（男16.6%　女6.7%）
耐糖測試異常	11.8%（男14.8%　女6.7%）

參考（社）日本病院會《健康檢查須知》

安保 徹

✷改變生活方式，提高免疫力！

生病是因為免疫力降低！要檢討壓力的根源和目前的生活，才不會讓疾病和藥物纏身

壓力會刺激交感神經

在我看來，目前可說是壓力沈重的時代，說得更準確一點，就是為了消除壓力，凡事只顧方便，以至於超過限度。

這個社會是為了追求無壓力的生活而營造出來的，但卻連帶地產生了別的問題，如：整晚大放光明的街道、冷暖氣設備充足的室內、工作過度、暴飲暴食等，**看似稀鬆平常的紊亂生活，其實都直接反映在統馭身體活動的自律神經作用上**。

自律神經是由交感神經和副交感神經這兩個系統構成的，兩者如同永不停止的翹翹板，每次有一邊占上風，另一邊就會翹起來，不斷重複。而在此變化的帶動下，掌管免疫系統的白血球也會不時地改變。

白血球有幾個種類，**與免疫相關的主要是顆**

粒球和淋巴球。在健康的身體狀況下，兩者分占整體的60％和35％，但是自律神經一變動，交感神經居於優勢時，顆粒球就會增加，淋巴球隨之減少，相反的，副交感神經占優勢時，淋巴球就會增加，顆粒球就會減少，兩者的情勢就這樣不斷地消長。

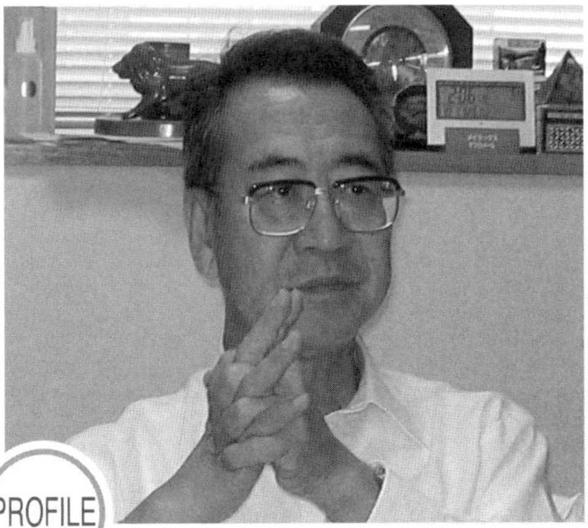

PROFILE

安保　徹（Abo Toru）

名揚國際的免疫學者，已發表兩百多篇英文論文。1980年留學美國阿拉巴馬州立大學時，曾針對ＮＫ細胞抗原CD57製造出單株抗體。1989年發現胸腺外分化Ｔ細胞、1996年解開白血球受自律神經支配的機制。

現為新潟大學醫學院研究所教授，專研國際感染醫學、免疫學、動物醫學領域，著有《免疫革命》、《未來免疫學》、《圖解免疫》等。

即使是健康人的身體，也經常會有這種自律神經的變動。如果極度偏向一方的情況持續太久，我們的身體就會出現各式各樣的問題。

過度操勞，身體持續處於勉強的狀態，交感神經就會繃緊。身體的勞累當然和精神上的強烈壓力一樣，會造成血管收縮，而產生血液循環不良、心悸、手腳冰冷等毛病，進而引發高血壓、高血糖等症狀。

而且，過多的顆粒球不僅會攻擊抗原，甚至會攻擊體內組織，與體內的常在菌反應，引發化膿性的炎症，接著就會釋放出大量自由基，試圖破壞黏膜。具體而言，會引起齒槽膿漏、痔瘡、胃潰瘍、潰瘍性大腸炎、克隆氏症等各種疾病。

更嚴重的是另一種導致**淋巴球隨之減少，使全身的免疫力降低**的情況。免疫力降低所造成的疾病就不勝枚舉了，從口內炎、皮膚粗糙、

黑斑等輕微症狀，到因為分泌與排泄機能等恆常性活動的紊亂，進而造成的肩痛、腰痛、神經痛、類風濕性關節炎、痛風、潰瘍性疾病等疼痛。

另外像是糖尿病、心肌梗塞、高血壓、動脈硬化等各種生活習慣病，甚至癌症都是。人體處於自然治癒力低落的狀態下，一旦發病就很難治癒。

過敏是富裕與便利生活的象徵

那麼副交感神經占優勢時，應該就沒事了嗎？也不見得。

休息、睡覺、吃飯等，身體放鬆或補充能量的時間，就是副交感神經占優勢的時候，也就是擺脫壓力和疲勞的狀態，但是輕鬆也不能超過限度。

身體長期過著安逸、懶散的生活，副交感神經一直處在活潑的狀態下，體內的緊張鬆緩，代謝變少，肌肉就會衰退。

一般而言，保持正確姿勢、適度地運動，肌肉就會因為緊張而發熱；但如果肌肉單薄，就不會產生熱能，就會造成低體溫，手腳冰冷就是其中一項症狀。不論是交感神經或副交感神經居於優勢，都會產生這種情形。

不僅如此，缺乏刺激的懶散生活會使人全身無力，而為了擺脫全身無力的感覺，有的人會做出反常行為，不是熬夜就是穿著暴露的衣服、暴飲暴食、酗酒，過著混亂無序的生活，對身體造成負擔。

副交感神經長久居於優勢時，白血球中的淋巴球會極端活躍，而引起過度的免疫反應，把正常的物質誤認為抗原，不斷地製造抗體。這些物質可能是我們生活周遭的東西，如：一般

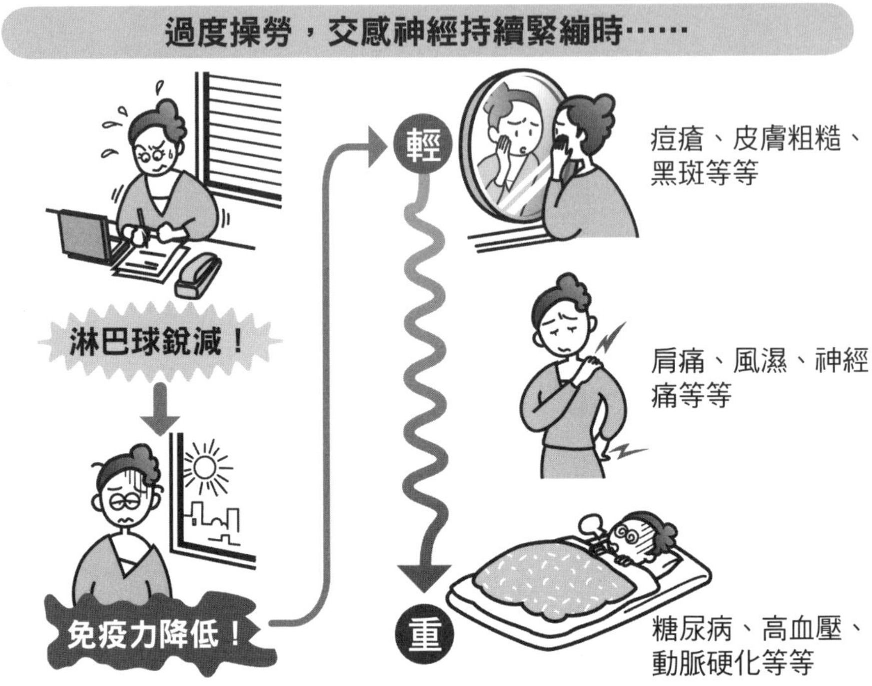

的食物、花粉、灰塵等。

抗體一偵察到那些物質，身體就會把它當成異物極力排除，而產生錯誤的過敏反應。這就是異位性皮膚炎、花粉症、支氣管炎、氣喘等過敏疾病的由來。

過敏已經是嚴重的社會問題，這是現代人的日子過得太富裕、太輕鬆所產生的副作用。也許你自認生活與一般無異，但是**以古人的眼光來看，你所謂一般生活的舒適程度，其實已經足以媲美王公貴族了**。副交感神經占優勢的生活方式，亦即淋巴球體質，可以說就是過敏患者增加的原因。

那麼要如何擺脫溫室般的生活，抑制過敏呢？**少吃甜食**是一個方法，吃甜食其實是最大的放鬆。而且我們已經發現，**異位性皮膚炎的發病和甜食的攝取量有明顯的關係**。

大氣壓力與身體狀況的關係

換句話說，我們**不論是過度緊張還是過度輕鬆，都會導致疾病**。因此，我們非得敏感察覺自己身體所發出的訊號不可，你要多多磨練知覺，查明究竟是什麼事情造成身體不適？導致自律神經不穩定的原因是什麼？

氣壓也可能是原因之一。雖然這麼說有點突兀，但是一般人應該或多或少都感覺得到，天氣晴朗時會覺得心情愉快；相反的，遇到下雨天就會覺得有點莫名的憂鬱。許多人認為這是極端的情緒問題。

可是學者已經發現，天氣的變化，亦即氧氣的濃淡與白血球的狀態是有關連的。好天氣時，顆粒球會增加，天氣惡劣時，淋巴球會增加，其中因素就在於高氣壓與低氣壓的機制。

高氣壓是在北方的寒帶形成，然後逐漸南下，因此又冷又重，為空氣帶來許多氧氣。氧氣增多時，我們會感到興奮、脈搏加速，而覺得生氣勃勃。

相對的，低氣壓就像颱風，是在南部的溫暖地帶形成，然後慢慢北上。在上升氣流中變輕的空氣含氧量較少，讓我們的身體傾向於休息的狀態，而抑制興奮，脈搏也會變得遲緩。

由此可知，心情的起伏並不只是好事情或工作失誤所導致的。要知道，心情是無法用眼前的因素來說明清楚的。

能夠了解如：**氣壓與自己的身體情況或心情有關，或許就能掌握自己的心情**。「今天一整天都心情不好，應該是陰天的關係。」像這樣知道原因之後，往往心情就能隨之好轉。

重點是這只是其中一項原因。能左右自律神經或白血球的因素，以及身體發出的訊號非常

多，有時候是源自於令你意想不到的地方。你是否曾經覺得不愉快或心情沮喪時，不知不覺地吃進許多東西，才覺得心情穩定下來？**要讓身體放鬆，吃東西是非常有效的方式**。

不僅如此，我們也必須知道工作過度或是無節制的怠惰跟個性也有很大的關係。**有的人會因為過度逞強而生病，也有人是因為生活太安逸而出現症狀**。

以生活習慣病來說，會不會發病跟遺傳體質有很大的關係，也和遺傳的個性有所關聯。只不過人並非不能擺脫個性或傾向，因此，能否敏銳地察覺疾病萌芽才是健康與否的關鍵。

怎樣才能過著沒有疾病和藥物纏身的生活

明明知道「壓力太大、疲勞過度，必須想辦法讓副交感神經占優勢」，可是許多人都不知道實際上該怎麼做，以下就是我提倡的健康法，共有五個要領：

1 均衡的飲食

身體健康的基礎在於腸道，而**淋巴球是免疫力的關鍵，腸道就是它的誕生處。只要腸道的運作穩定，身體就不會失去平衡**。

要改善腸道的作用，首先要採取能使消化管長久作用的飲食，也就是**糙米素食**。為了提高免疫力，我建議讀者每日不間斷地攝取以下五種食品群的營養：

●**全部可食的食物：**糙米、小魚、豆子、芝麻等整個都可以吃的食品，以便有效攝取豐富的營養素。

●**發酵食品：**米糠醬菜、醃小黃瓜、味噌、納豆等發酵食品中的生菌是精力的泉源。

●**膳食纖維豐富的食品：**每天攝取菇類、海

藻、蔬菜等含有豐富膳食纖維的食物，腸道的活動會更加活潑，促進自律神經的平衡。

●**口味重的食品：**酸味（醋、梅乾、柑橘類等）、辣味（山葵、辣椒、胡椒、芥末等）、苦味（紫蘇、薑黃等）之類的食物具有刺激性，適量攝取也有效果。

●**溫暖身體的食品：**中醫所謂的「熱性」食品，如：糯米、大麥、大蒜、韭菜、蔥都屬於此類。

充分攝取這五個種類，飲食自然會變得以日本料理為主。尤其是**糙米可說是營養完美的食物，除了碳水化合物之外，我們所需要的蛋白質、礦物質、維生素B群等營養素**都包含在內，所以請務必將主食從白米換成糙米。

2營養補充品和健康食品

以營養補充品來彌補容易缺乏的營養素也有效果。營養補充品的市場日益擴大，這或許是因為一般人開始察覺，與其去醫院拿藥，不如服用沒有副作用又能健身的東西。

乳酸菌補充品是一種健康食品，能夠增加腸內乳酸菌，對預防便秘或腸內腐敗非常有效。

如果你會排氣或排便有腐臭味，那就是交感神經緊繃，腸內呈鹼性的關係。以pH值（計算酸鹼性的單位）來說，約是7～8的狀態。

可是糞便本來是偏酸性的。酸性的程度可以從糞便的顏色看出，金黃色是最理想的，pH值約為6。

嬰兒的糞便是有酸味的黃色，這也難怪，因為嬰兒腸內的乳酸菌增殖得很快，酸性最高，pH值大約是5。要保持腸內酸性，就必須讓副交感神經居於優勢。

根據我的研究結果，攝取乳酸菌補充品之後，小腸和大腸的淋巴球會變多（請參照118～

每天要吃的五大食品群

豐富的營養素！

全部可以入口的食物

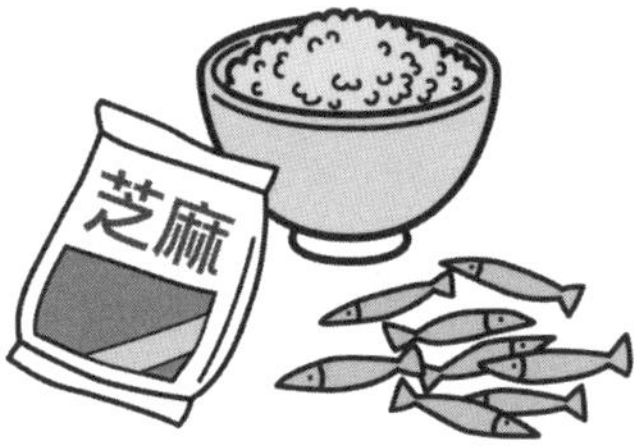

糙米、小魚、芝麻

精力之源！

發酵食品

米糠醬菜、
醃小黃瓜、
味噌、
納豆等

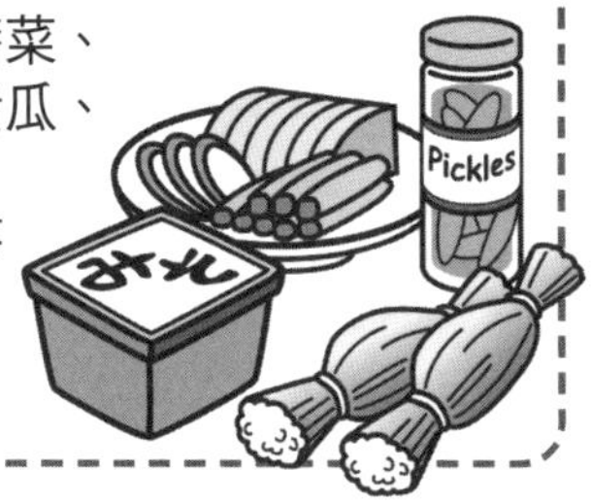

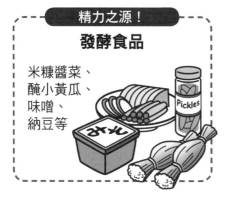

調整自律神經的平衡！

膳食纖維很多的食品

菇類、
海藻、
蔬菜等

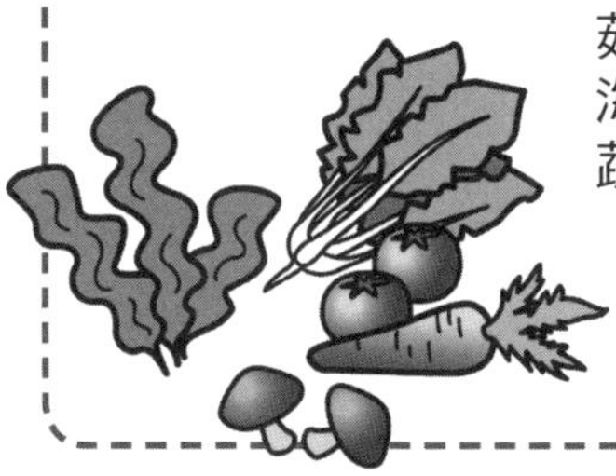

適度刺激！

口味過重的食品

梅乾、山葵、
紫蘇等

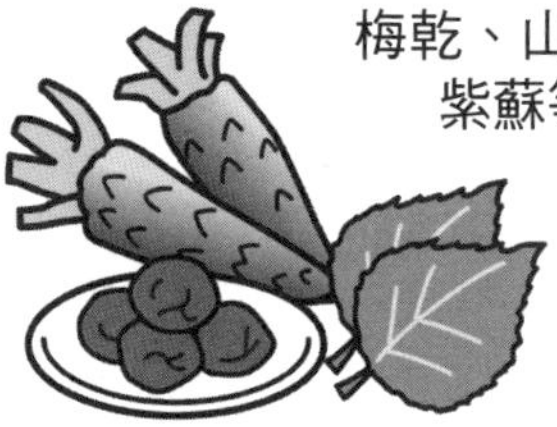

熱性食物！

溫暖身體的食品

糯米、
大蒜、
蔥等

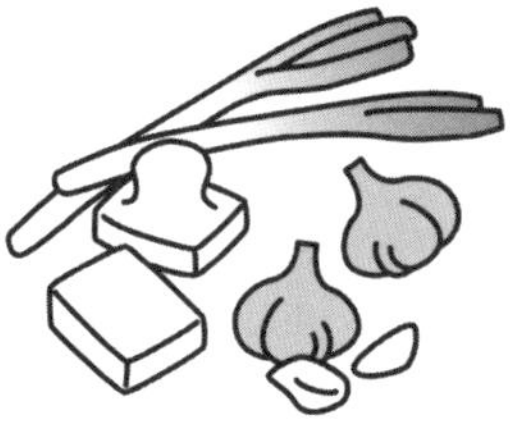

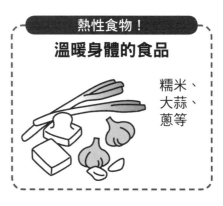

124頁），淋巴球一旦活化，副交感神經就會趨於活潑，而促進腸道蠕動。

3不仰賴藥物

沒有人喜歡疼痛或搔癢的感覺，誰都希望能早一秒鐘停止不舒服的症狀。為了這個目的，或許有某種程度非使用藥物不可。

但是要記住，**以吃藥或塗藥來止痛、止癢只是一時的治療，並不能徹底解決問題。**

幾乎所有藥物都會刺激交感神經，因此長期使用會使交感神經保持緊繃，造成免疫力低落，導致治得好的疾病也無法治癒。尤其是消炎、鎮痛藥或類固醇、抗癌劑等藥物會對身體造成很大的傷害。

通常我們拿到的藥物都經過充分稀釋，劑量較少才能避免傷害。可是像異位性皮膚炎的患者，如果病情嚴重而遲遲無法治癒，就必須長期使用類固醇，劑量將會超過安全範圍，使身體無法負荷。疾病無法治癒時，自然會造成壓力，進而錯過治癒機會，產生弊害。

4檢查生活習慣

疾病可能潛藏在我們不以為意的日常生活中。如果能想一想什麼會讓你感到壓力，察覺到自己近來一直過於操勞，就能夠緩和緊繃的神經，或譬如注意到自己會手腳冰冷，而調整飲食和衣著。像這樣多留意自己的身體狀態，依情況調節，就不會生病了。

約束自己，緩和身心的緊張，**不過度逞強**，**但也不過於懶散**，就能夠使自律神經的平衡保持穩定。

5要抽出時間讓自己放鬆

失眠、壓力、慢性疲勞等現代人常有的不快症狀雖然不算是病，但確實會招致疾病。最好**盡量空出時間讓身體放鬆**，調節自律神經的平衡，才能提高免疫力。

●**輕鬆泡澡：**浸泡在溫熱的水中，不僅能鎮定心情，也能解除手腳冰冷的問題。有時間也可以做做半身浴。

●**適度的運動：**激烈的運動會刺激交感神經，適當而愉快的運動，則會使身心清爽、有活力。讓身體會從內部感到溫暖，稍微流點汗的程度剛剛好。

●**做深呼吸：**腹式呼吸很有效，不僅能轉換情緒，也能解除累積的疲勞。從腹部深處慢慢吐出氣息，可以活化副交感神經，幫助身心放鬆。

●**指甲按摩法：**刺激指甲生長之處，可以促進副交感神經作用，請用感覺有點痛的力道按一按。不過要避開無名指，因為會反過來刺激交感神經。

只需在飲食方式和生活上多加留意，重視淋巴球，就能提高免疫力，要維持健康就沒那麼困難了。

疾病的原因在你自己身上，提高警覺，了解自律神經的作用和它所帶動的白血球活動，**與疾病和藥物沒有瓜葛的人生**就不再是遙不可及的夢想了。

有放鬆效果的指甲按摩療法

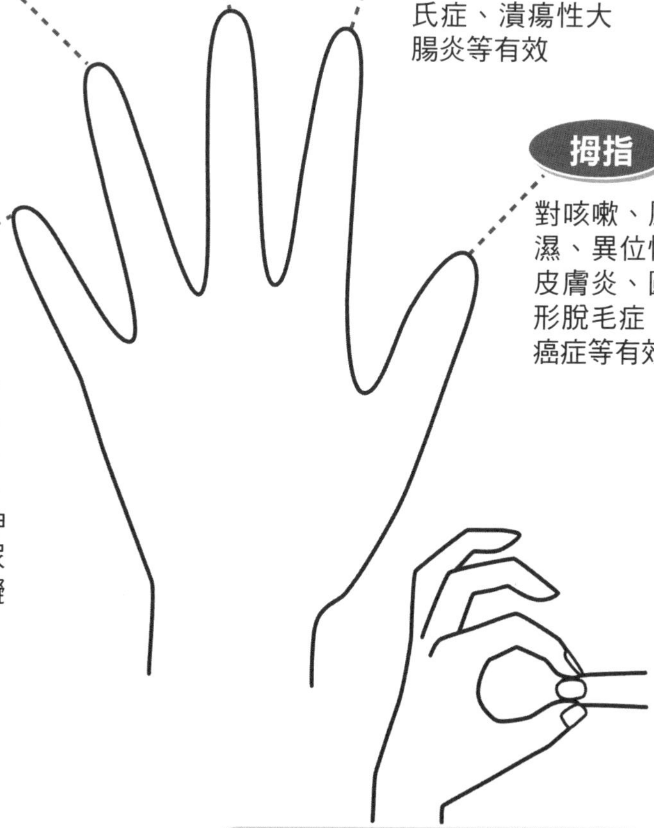

無名指

會刺激交感神經，因此不要按摩

中指

對耳鳴、重聽等有效

食指

對胃潰瘍、十二指腸潰瘍、克隆氏症、潰瘍性大腸炎等有效

拇指

對咳嗽、風濕、異位性皮膚炎、圓形脫毛症、癌症等有效

小指

對肥胖、肩痛、腰痛、高血壓、老花眼、頻尿、生理痛、憂鬱、腦栓塞、自律神經失調症、糖尿病、更年期障礙等有效。

用另一手的拇指和食指按摩指甲下邊的兩角，一天兩、三次，一個地方約按十秒鐘，以會覺得有點痛的力道按摩。

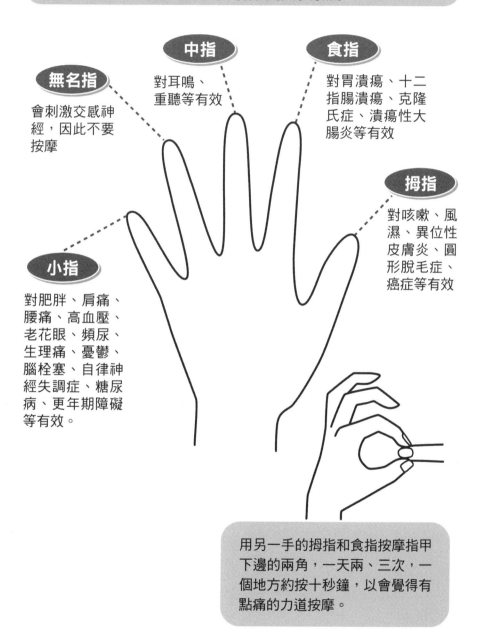

如同「根基」、「根本」等詞彙，「根」是事物的基礎與中樞。對植物來說，根是它的生命來源，因為要從土壤吸收養分，為莖和葉提供能量，都必須透過根部才能做到。當然，土壤的好壞也會影響到植物的生長狀態。

土壤中的細菌對植物吸收養分的過程有著重大貢獻。所有植物成長所需的胺基酸，是由阿摩尼亞、硝酸等無機營養所合成的；如果一開始就能吸收到胺基酸，就可以省略合成的步驟，比較有效率。胺基酸與有機礦物質一樣，又稱為「有機營養」。

事實上，只要有好的土壤細菌棲息，植物就能直接吸收從土裡的落葉或動物屍骸所製造出的有機營養。

在有機營養豐富的土壤中紮根的優點不只如此。有機營養會使根長出更多根毛，根會因此更健壯，吸收也就更有效率。

我們體內也有非常相似的系統。根就是我們的腸道，土壤細菌就是「腸內細菌」，扮演根毛角色的是緊密鋪在腸壁上的微絨毛，良好的腸內細菌能幫助腸道製造出堅韌的絨毛。

除此之外，良好的腸內細菌會使腸內的食物發酵，促進身體吸收營養，或是製造維生素和礦物質。腸內細菌的種類很多，就像植物和土壤細菌的共生，我們人類也必須與腸內細菌共生。

土壤細菌和腸內細菌還有一個共通點，那就是排除壞菌的能力。壞菌會阻擋營養的吸收，腸內細菌則有助於抑制壞菌。

如果腸內細菌的活動緩慢，處於發酵不良的狀態，就會形成便秘。長期便秘卻不理會，不僅壞菌會增殖產生有害物質，也會使腸內停止合成身體所缺少的營養素。便秘之所以會引發多種疾病，原因就在這裡。

腸道和根部有相同的作用

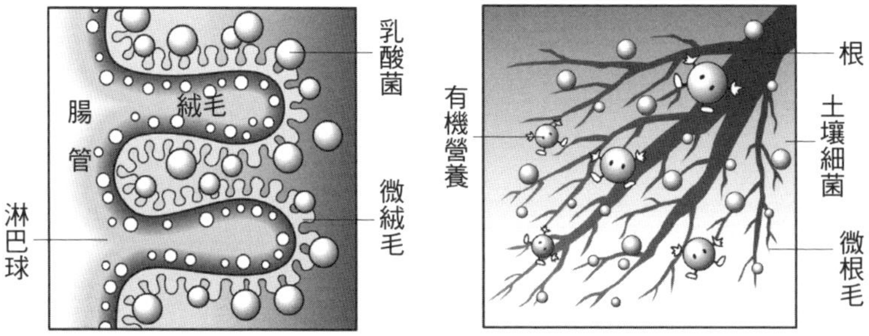

PART 2

身體健康的關鍵在於腸道！

我們的健康是由最重要的臟器所掌握，那就是「腸道」，改善腸內環境是預防老化、維持健康的第一步。
那麼，整頓腸內的環境，要怎麼做才好呢？

這一節會提到人體最重要的臟器如何運作，以及能幫助我們改善腸內環境的益菌。另外，體內酵素會影響到長壽與健康，所以這裡也會告訴讀者要怎麼增加體內酵素。

為什麼毛病越來越多？

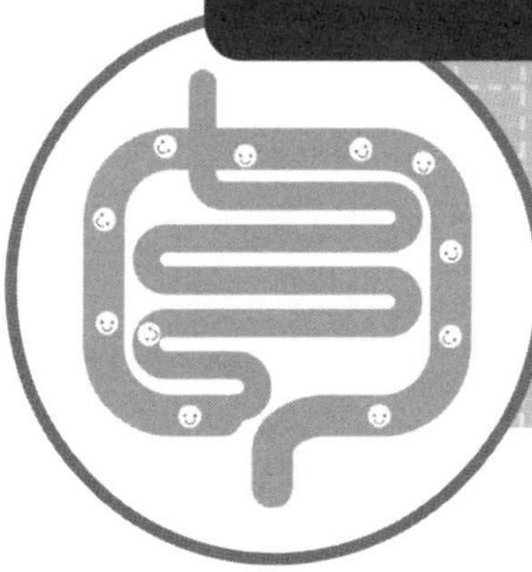

究竟是什麼樣的原因導致
生活習慣病和過敏越來越普遍？

平常明知故犯的飲食問題

對忙碌的現代人來說，「規律」、「節制」都是讓人聽到耳朵長繭的字眼。睡眠不足、飲酒過多、三餐不定……許多人大概都會說：「我知道這樣子對身體不好，卻無可奈何。」

我們的生活習慣因人而異。除了飲食生活，家庭環境、社會環境，還有遺傳基因等因素都有複雜的牽扯，形成每個人固有的體質。健康或容易生病的體質會隨著年齡、主要的飲食生活和生活習慣產生變化。

在吃飯、活動、睡覺等理所當然的日常生活裡，稍許的不良習慣會隨著時間累積而發展成重大疾病，這就是我們所說的「生活習慣病」。

其中，癌症、心臟病、腦中風是所謂的**三大生活習慣病**，也是日本人的三大死因，每年約有六成死亡者是因為這三種疾病而離開人世的。

會引起疾病的生活習慣多半有許多構成的因素，無法一概而

論，但主要與飲食習慣、壓力、運動不足、飲酒、吸菸等因素息息相關。

但這些因素都是可以自行控制的。只要**依照正確的知識改變生活習慣，絕對有可能治好疾病，或讓病情延遲發作。**

肥胖是生活習慣病的根源！平常就要多留意

而且，**導致生活習慣病最受人矚目且基本的因素，就是肥胖**。這是因為生活習慣病患者多半會併發多種疾病，例如：糖尿病、高血壓症、高脂血症等，這些病症都是互有關聯，而不是單獨存在的。即使每一種疾病的情況都算輕微，一旦加上肥胖，就會變得事態嚴重。

最嚴重的肥胖是「**內臟脂肪型肥胖**」，充滿內臟脂肪的身體最容易長出糖尿病、高血壓症、高脂血症的芽，而這些芽在還很稚嫩時，就會跟著冒出動脈硬化的芽。動脈硬化持續時間一久，就會以心肌梗塞、腦栓塞等形式侵襲我們的身體。

這一切都是「肥胖」所造成的，因此醫界認為，必須將內臟脂肪型肥胖所引發的多種生活習慣病當成一種症候群，加以一併處理，也就是所謂的「**代謝症候群**」。

說到測量肥胖的標準，ＢＭＩ值（身體質量指數）是最有名的，但這並不是內臟脂肪的指標。世界衛生組織（ＷＨＯ）制訂了**代謝症候群診斷標準**，肥胖肆虐的美國也有列入膽固醇教育課程（ＮＣＥＰ）。日本則是參考上述兩個指標，於二○○五年四月公布適合日本人體格和體質的診斷標準，其概要如68頁圖（已修訂為台灣標準）。

本來內臟蓄積的脂肪是用電腦斷層掃描來測量，但為了讓患者在平常也能檢查自己身體的

這樣就算肥胖！

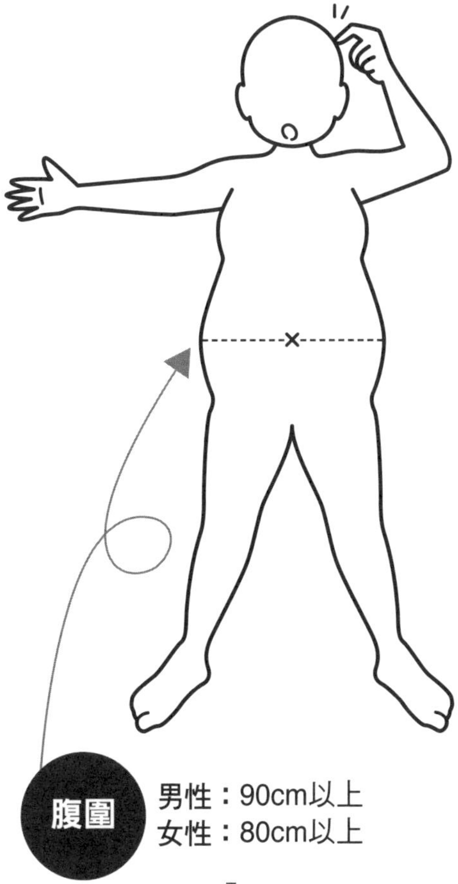

腹圍 男性：90cm以上
女性：80cm以上

＋

① 中性脂肪超過150mg/dl，或好膽固醇不到40mg/dl，有兩者之一的情況或兩者皆有。

② 收縮壓（最高血壓）超過130mmHg，或舒張壓（最低血壓）超過85mmHg，有兩者之一的情況或兩者皆有。

③ 空腹時血糖有110mg/dl以上

變化，而採取腹圍測量。

千萬不要掉以輕心，以為體重沒有增加很多，就沒關係。**當年齡漸長時，即使體重沒有變化，體格也會改變，而且會在不知不覺中增加了內臟脂肪的比例。**

生活習慣病和過敏的原因在於免疫力、自然治癒力的降低！

雖然生活習慣病已成了重大的社會問題，病例卻直線上升。不從個別層面，而從整體社會來看，日本是世界屈指可數的長壽國，正式進入高齡化社會是很大的原因。

日本現在約有三千七百萬人患有異位性皮膚炎、氣喘等**過敏性疾病**。在過敏方面，除了患者的數量增多之外，症狀也非常複雜。

現代社會蔓延著許多使身體失調的因素，有各式各樣有害物質侵入我們的生活，例如錯誤的飲食建議、農藥、食品添加物、充滿壓力的人際關係、醫療藥品、電磁波等，要將之完全摒除根本是不可能的。

而這些物質的影響會慢性地消耗我們體內的酵素，這正是現代人身體產生變異的主要原因。我們的身體原本具有**免疫力和自然治癒力**，卻因為這些物質而明顯衰退。

舉例來說，健康人的身體也會出現癌細胞，但只要有正常運作的免疫力，人體自然會去除癌細胞，保持健康。

癌細胞之所以會變成腫瘤產生危害，原因就在於免疫力長期低落，導致病情嚴重。

免疫力和自然治癒力低落時，為使身體保持正常的免疫性自律神經系統、荷爾蒙系統等機能就會失去平衡，並且出現許多不同的症狀。如果你的身體毛病越來越多，那就是體內酵素和免疫力異常的徵兆。

維護健康身體的日常習慣

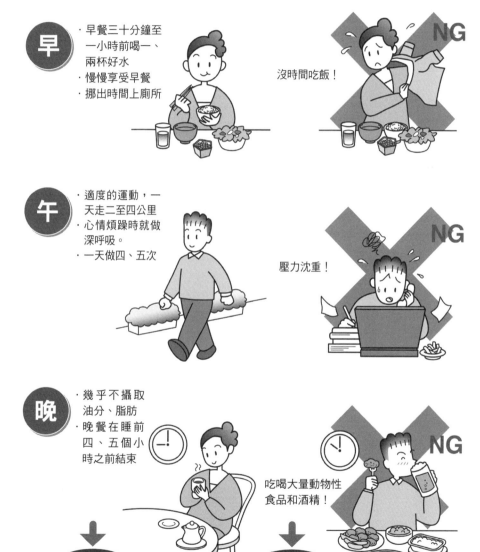

早

・早餐三十分鐘至一小時前喝一、兩杯好水
・慢慢享受早餐
・挪出時間上廁所

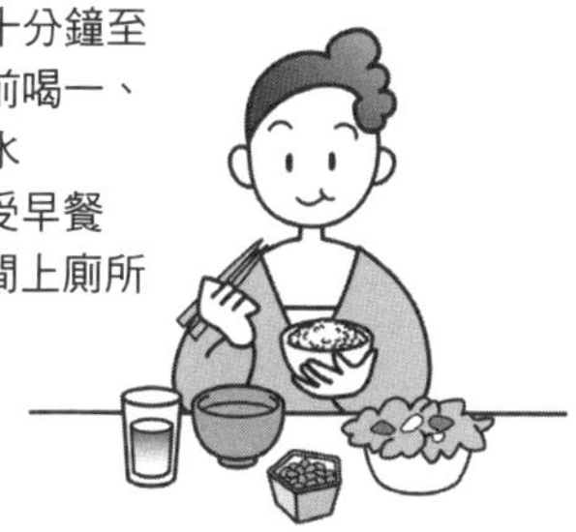

沒時間吃飯！

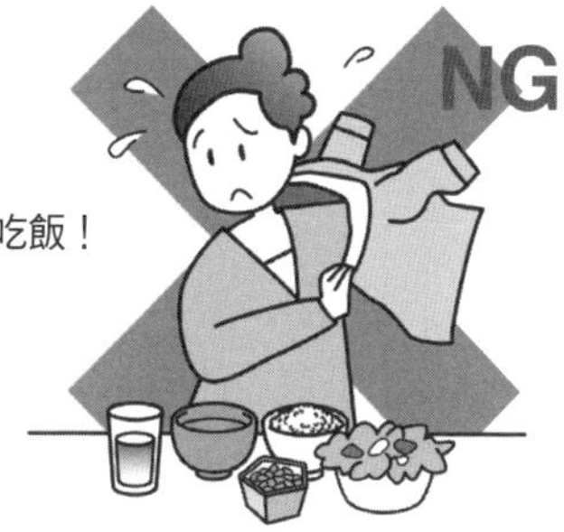

午

・適度的運動，一天走二至四公里
・心情煩躁時就做深呼吸。
・一天做四、五次

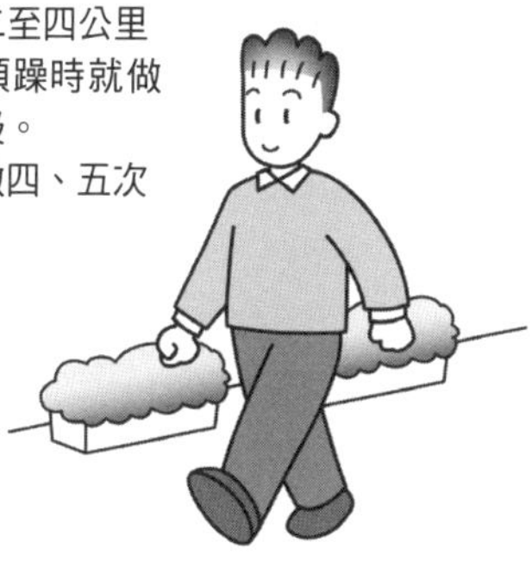

壓力沈重！

晚

・幾乎不攝取油分、脂肪
・晚餐在睡前四、五個小時之前結束

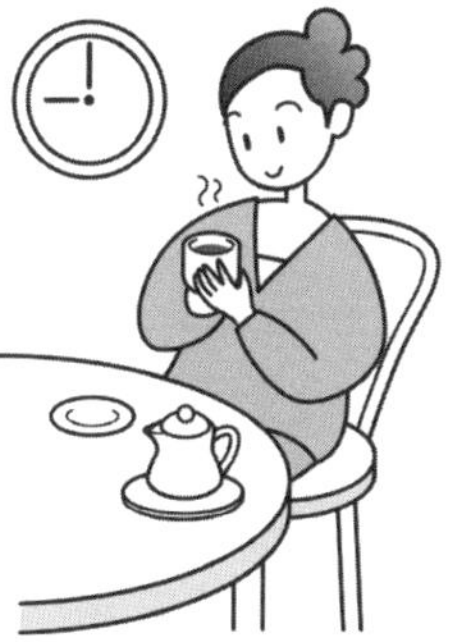

身體健康！

吃喝大量動物性食品和酒精！

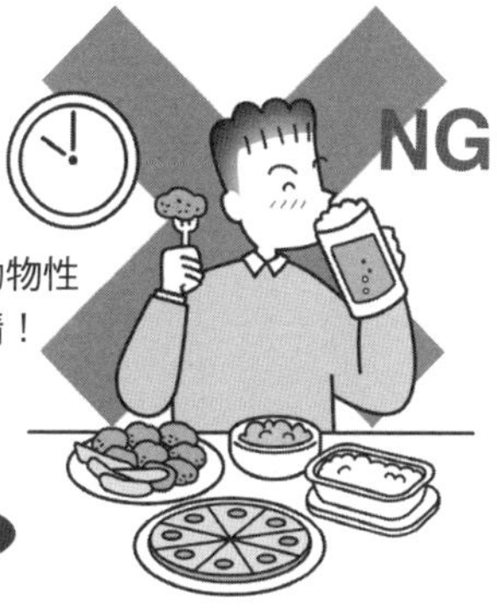

疾病纏身！

什麼樣的飲食生活才不會導致生病？

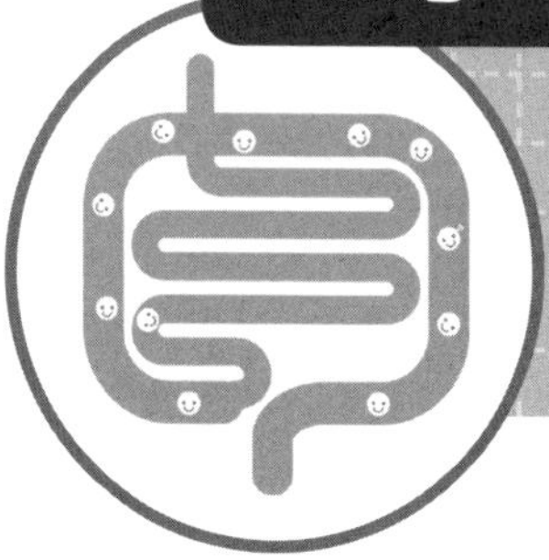

不攝取過多的動物性食品，改以糙米等穀類素食為主！

「麥高文報告」改變了美國人的飲食習慣

日常的食物、飲水和排泄是影響腸相好壞的三大因素。尤其飲食生活的影響非常重大。腸相可以說是全身健康狀態的指針，會全面反映出錯誤的飲食生活和生活習慣。

說到惡劣的飲食生活，最足以代表的就是以前美國人的飲食，例如垃圾食物、有日本三倍大的超多分量、以肉食為主的高熱量飲食……不過，這些都是過去式了。

美國人確實偏好高蛋白質、高脂肪飲食，導致過度的肥胖，生活習慣病也到處蔓延。

到了一九七〇年代，縱使醫療技術突飛猛進，卻也消耗了巨額醫藥費，但罹患癌症和生活習慣病的人依然有增無減。在嚴重到只能從中央層級來處理的狀態下，美國設置了「參議院營養問題特別委員會」。投入龐大的時間與經費調查之後，該委員會的委員長喬治・麥高文於一九七七年公布了「**麥高文報告**」。

此份報告的重點是：「心臟病、癌症等嚴重疾病之所以會不

斷增加，**主要原因在於錯誤的飲食生活**。因此要先導正這個情況，才是當務之急。」

錯誤的飲食生活是指以下兩點：

1動物性脂肪、砂糖與鹽攝取過多

2維生素、礦物質、膳食纖維不足

由於這份報告的啟發，一九八〇年代以後，美國人的飲食生活有了急劇的改變，**將主要的動物性蛋白質改從魚貝類攝取，而不是紅肉類。脂肪攝取量也減少了，並且積極地攝取未精製的穀物、蔬菜、水果和豆類**。

結果，美國的癌症死亡比例在一九九三年到二〇〇二年的期間，年平均率減少了1.1％。

戰後60年來，日本人飲食生活的變化

像這樣的飲食並不稀奇，早在距今不久的60年前，日本人也過著這樣的飲食生活。

可是經過高度的經濟成長期，隨著生活日益富裕，日本家庭的餐桌上出現越來越多肉類、牛奶、乳製品等動物性食品，讓日本人的腸相逐漸變得與美國人相似。

長期攝取大量動物性食品，腸道會逐漸變得又短又硬，而在腸內長出憩室（擠壓腸壁而長出來的袋狀凹陷）或息肉。動物性蛋白質會在腸內腐敗，不僅會產生有毒的氣體，也會形成蓄積的宿便。

諷刺的是，當日本人模仿美國人嗜食牛排、漢堡的飲食生活時，美國人卻開始以古早的日本人飲食為典範，努力地改善飲食生活，以恢復健康。

或許美國人的飲食給人偏重肉食的印象，但依據近來的資料，美國人的蔬菜攝取量已經比日本人多了。反而日本人不再吃食蔬菜，與數十年前相比，膳食纖維和礦物質的攝取量都大

維生素等養分減少了！（蔬菜營養成分與五十年前比較）

菠菜（mg／100g）

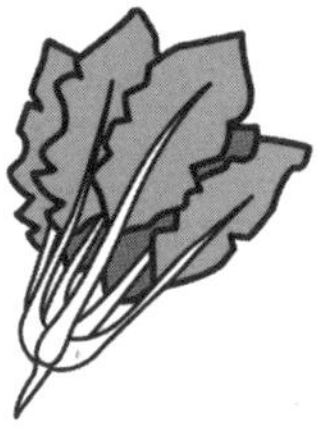

	1950年	2000年	%
維生素C	150	35	23.00
鐵質	13	2	15.00

紅蘿蔔（mg／100g）

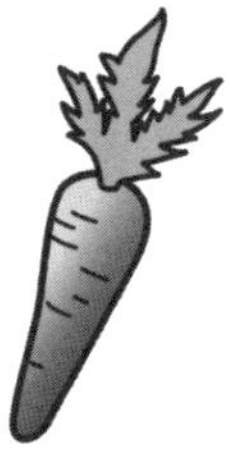

	1950年	2000年	%
維生素C	10	4	40.00
鐵質	2	0.2	10.00

番茄（mg／100g）

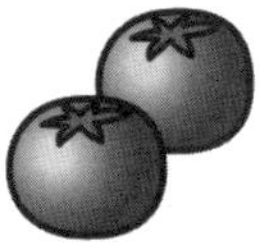

	1950年	2000年	%
鐵質	5	0.2	23.00
磷	52	26	15.00

*使用農藥、化學肥料前

（引自日本食品標準成分表）

幅減少。

不僅如此，還有報告指出，**與過去相較，蔬菜裡的維生素和礦物質含量也正在逐年遞減**。土壤是主要的問題，過去四十年來，由於使用農藥和化學肥料，讓土地本身所含的礦物質和維生素、酵素日漸趨於不足。

一般認為，歐美的蔬菜、水果和水中的養分是日本的三倍以上。換句話說，日本人攝取的蔬菜量即使和五十年前的人相同，攝取到的維生素和礦物質也只有以前的一半。

多吃糙米、蔬菜、海藻類等，從魚貝類攝取動物性蛋白質

那麼，我們要採取什麼樣的飲食生活呢？最標準的是**糙米之類的穀物與素食**，也就是以前日本人餐桌上的食物。

就均衡的觀點來看，**現代人的飲食中，動物性蛋白質和脂肪所占的比例過高**，不改變這一點，就無法維持或培養人體原本所具有的免疫力和恆常性。

要有效攝取人體需要的營養，**未精製的穀物**是最理想的。白米、白麵包、白砂糖等都是精製食品，在精製時即喪失了大部分珍貴的維生素、礦物質、酵素等營養素。

糙米、**黑麥麵包**、**全麥食品**等未精製的副穀物含有許多身體所需要的營養素，幾乎都可以直接吸收。尤其是糙米可以說是優良的完整食品，含有全套的營養。

當然也要充分攝取蔬菜、豆類才行，但要特別**多吃當令的蔬菜**，若只吃一、兩樣蔬菜，就算吃得再多也沒有用，總之食用的蔬菜種類還是越多越好。

海藻類是絕對不能缺少的，因為其中含有大量的礦物質、膳食纖維和蛋白質，能補充

蔬菜的不足。其中最獨特的黏滑成分褐藻多醣（fucoidan），有抑制血壓上升、抑制腫瘍、對抗病毒的作用。

另外，豐富的膳食纖維能使排便通暢，對排毒很有效。裙帶菜、羊栖菜、海帶、洋菜、海菜芽等都屬於這一類，**最好一天三餐中有兩餐攝取得到**。

動物性食品只需占所有飲食的10～15%就夠了，而且要盡量選擇魚貝類。特別是能整隻食用的小魚、小蝦等，一定要每天食用。EPA、DHA等魚貝類的不飽合脂肪酸，都是很重要的脂肪酸，不只是能夠清血，還有降低膽固醇的效果。

相反的，紅肉、蛋、牛奶、乳製品等食品含有飽和脂肪酸，會提高血膽固醇，使血液變濁，因此要注意減少食用次數，而且以少量為宜，最重要的是**持續正確的飲食習慣**。

檢討飲食生活

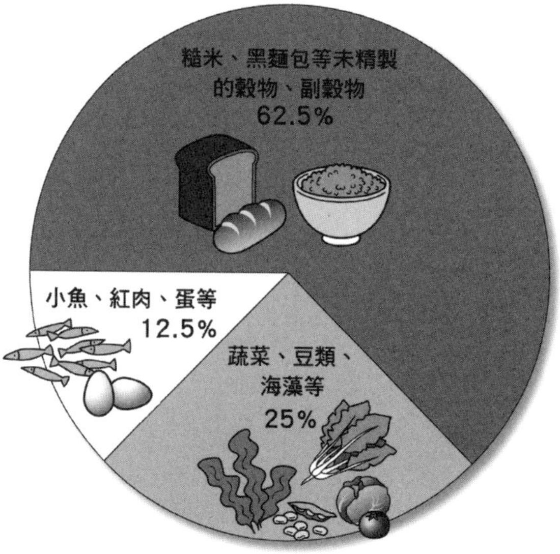

壓力會影響身體

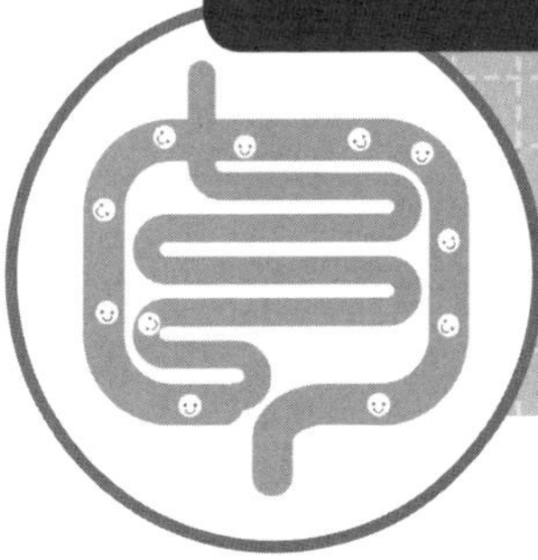

放鬆與壓力之間的平衡
正是健康的關鍵

控制身體是自律神經的重要功能

我們的自律神經系統貫穿全身，主要負責統合、連結我們體內的各個器官。也就因為有自律神經系統絕妙的控制，身體各器官就能保持平衡。

由於體內有許多系統在作用，我們的生命活動才得以維繫。其中最具代表性的是：

1代謝能量系統
2自律神經系統
3白血球系統

而控制這些系統之間彼此緊密的連結，並從旁協助的就是自律神經。

在我們體內的活動中，有屬於**自律神經所掌管，且與意識無關的部分**。像是我們不需要刻意去流汗、呼吸，或是消化食物，就是因為有自律神經在作用。

可是，自律神經雖然是獨立於意識之外，卻也極為細緻，會

對壓力或外在因素產生敏感的反應。

自律神經是由**交感神經和副交感神經**這兩種相反的體制所組成，並且藉著兩者同時的作用維持平衡，使體內的系統能正常運轉。

「獵捕」的交感神經和「放鬆」的副交感神經

交感神經處於優勢時是興奮或緊張，或是發動攻擊的時候。相對於體內的心臟和肺部活潑的運作，胃腸活動會趨於緩慢。

我們用野生動物以全副精神去獵捕的情況來形容這個狀態，因此稱為「**獵捕神經**」。

另一方面，副交感神經則稱為「**放鬆神經**」，副交感神經居於優勢時，身心都會放鬆，不須費力。呼吸、脈搏、血壓自然會趨於穩定。如果是女性，子宮會緩和緊張，而且相對會出現胃腸蠕動活潑、荷爾蒙分泌旺盛等變化。

換句話說，交感神經與副交感神經會依情況處於優勢，而控制另一方的激進，這兩種神經就這樣維持互相拉鋸的關係。如果失了分寸，就會造成過度傾向其中一方。這麼一來，體內系統就會立刻失衡，使身體發生異狀，因為自律神經也支配著白血球，而白血球主要在保護身體，避免外在異物入侵。

白血球是血液中的免疫細胞，是免疫機能的核心。因此自律神經與白血球的合作對身體的免疫力有很大的影響。

壓力過大或過度放鬆都不行！

白血球裡面有過半數是顆粒球和淋巴球，這兩者的平均比率為**顆粒球60％**、**淋巴球35％**，但是他們也會因外界壓力而產生敏感的反應，使比率也跟著改變。而掌管顆粒球與淋巴球平

壓力累積時……

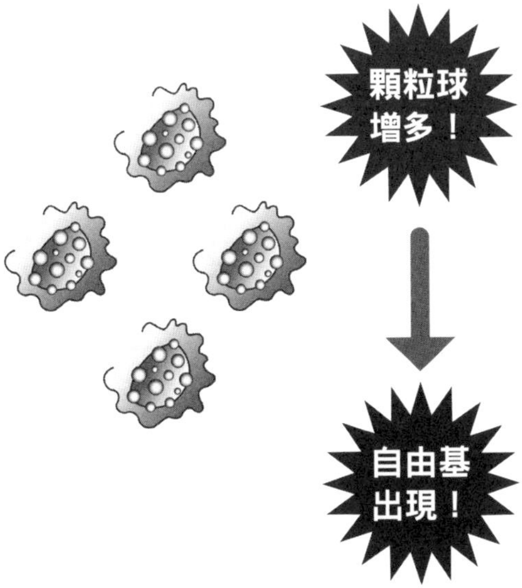

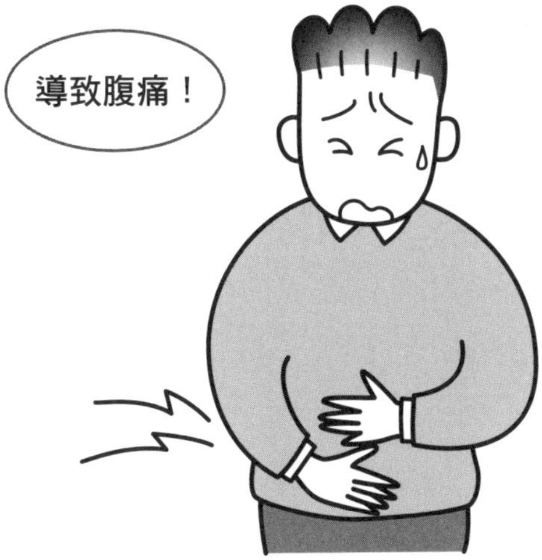

衡的就是交感神經和副交感神經這兩個系統。

我們的身體受到外界強大的壓力時，交感神經就處於會緊張狀態，使顆粒球的比率增加。因此交感神經一占優勢，脈搏或血壓就會跟著上升，因此消化吸收的活動受到壓抑，讓全身處於「高度亢奮」的狀態。

當體內有異物侵入時，白血球就會呼朋引伴去擊退外敵，但如果自律神經失衡，白血球會無法維持該有的平衡，而顆粒球或淋巴球就會做出錯誤的舉動（參見53頁）。

因此，**腸道並不希望顆粒球增加**。當你心事重重，或是感到不安時，應該都會覺得胃部刺痛，那就是增加的顆粒球，促使自由基不斷地攻擊胃腸黏膜。

這時候，如果你一直焦慮不安，顆粒球就會繼續增加，導致情況惡化，因此應該要適度轉換心情，讓淋巴球有機會增加。

淋巴球的比率增加，主要是身體處於輕鬆、不費力，且副交感神經比較活潑的狀態。因此會抑制運動性神經，讓消化器官和循環器官能活潑地運作，提高身體的免疫力。整體上可以說是處於舒緩的狀態。

然而，放鬆與舒適的狀態若持續太久時，會導致淋巴球過多，而開始對過敏物質等抗原做出敏感地反應。

這幾年，**過敏兒**成為很大的社會問題，其原因之一就是攝取過多零食和果汁。**甜食吃太多時，副交感神經會為了促進消化，而一直居於優勢，導致淋巴球增生，進而引起過敏**。

也就是說，要保持腸道健康、預防疾病，其中的秘訣就是：在不累積壓力的情況下讓副交感神經維持優勢，並在同時**維持淋巴球和益菌較多的狀態**。

交感神經和副交感神經

交感神經
（獵捕神經）

· 心臟和肺趨於活潑
· 抑制胃腸的作用
· 在興奮、緊張時居於優勢

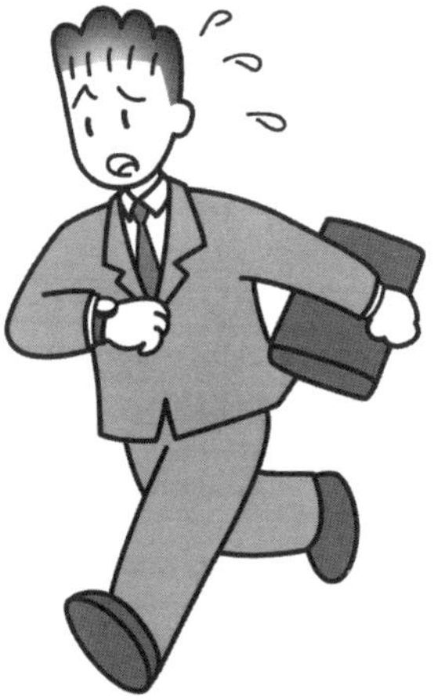

↓

顆粒球（54～60%）

主要吞噬細菌之類的較大異物，將之分解

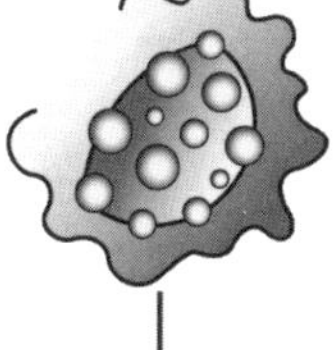

副交感神經
（放鬆神經）

· 掌管呼吸、消化、循環
· 胃腸趨於活潑
· 在放鬆時居於優勢

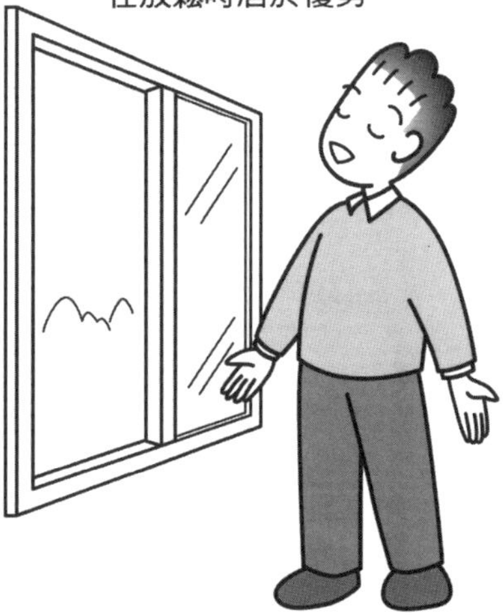

↓

淋巴球（35～41%）

排除病毒、蛋白質（花粉、未消化的物質）等小的異物和癌細胞。

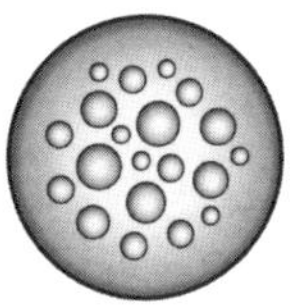

平衡很重要！

生命活動要靠腸道的作用來維持

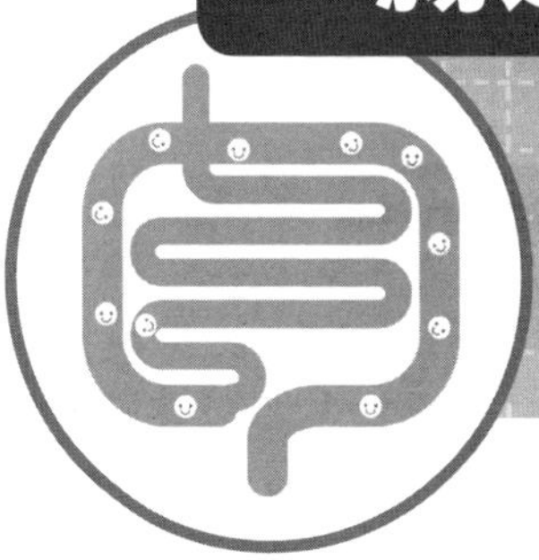

簡單而原始的內臟器官，進化始於腸道！

腸道的重要功能不只是消化和排泄

說到腸道的工作，你是否一直都單純地以為「就是製造糞便」呢？事實上，腸道還扮演著許多不可或缺的角色，才能讓我們保持身體健康。

像「消化作用」就是其中之一。我們吃東西並不是嚼一嚼吞下去就沒事了。胃和腸會把碳水化合物分解成葡萄糖，把蛋白質分解成胺基酸，並將脂肪分解成脂肪酸，而將分解出的營養吸收進入體內的也是腸道的功用。

植物是往地下紮根，從泥土吸收營養分。而我們的身體若用植物來比喻的話，腸道就等於是我們的根部。

人生存所需的營養幾乎都要靠小腸吸收，如果腸道的作用欠佳，吃再多對身體有益的食物，身體也無法充分吸收到營養。

而如果腸道髒污了，髒東西還會一起被身體吸收，跟著循環到全身，使血液和其他器官也受到污染。換句話說，**腸內環境的好壞對全身健康有很大的影響**。

除了消化、吸收、排泄之外，腸道還有以下幾個的重要功能：

●免疫作用

常有人說，**腸道是「最大的免疫器官」**，或是「內在之外」，因為腸道雖位居體內，卻也與外界有直接的接觸。

腸道是體內細菌或有害物質入侵最直接的地方，而為了要將那些有害異物隔絕在外，充當保護身體的「先鋒」。所以腸道裡面必須聚集許多免疫細胞，才能發揮免疫、防禦的功能。而**對腸道免疫最有幫助的就是腸內細菌**。

所以，**腸道問題就是導致自然治癒力或免疫力低落的原因**。如果問題不解決，就可能會引起老化或生活習慣病，因此保持腸道的乾淨對維持健康非常重要。

●解毒作用

一般而言，體內負責解毒的器官是肝臟，可是我們已經了解，腸內細菌也具有解毒功用。

由於腸道是身體裡對外的入口，能在某種程度阻絕有害物質，因此才有助於減輕肝臟解毒的負擔，提高身體的解毒力。

也就是說，**腸道的作用變差，導致解毒力降低時，肝臟也會跟著惡化**。不僅如此，**肝臟的問題，也會連帶影響到心臟和呼吸器官**。

維持生命活動的器官是從腸道進化而成！

為什麼那麼重要的功能都集中在腸道裡呢？

腸道在生物演化學上是最原始的器官。回溯生命的進化史，可以在海葵、水螅之類的腔腸動物身上看到：這些動物的口部和肛門是合一

許多器官是腸道進化產生的！

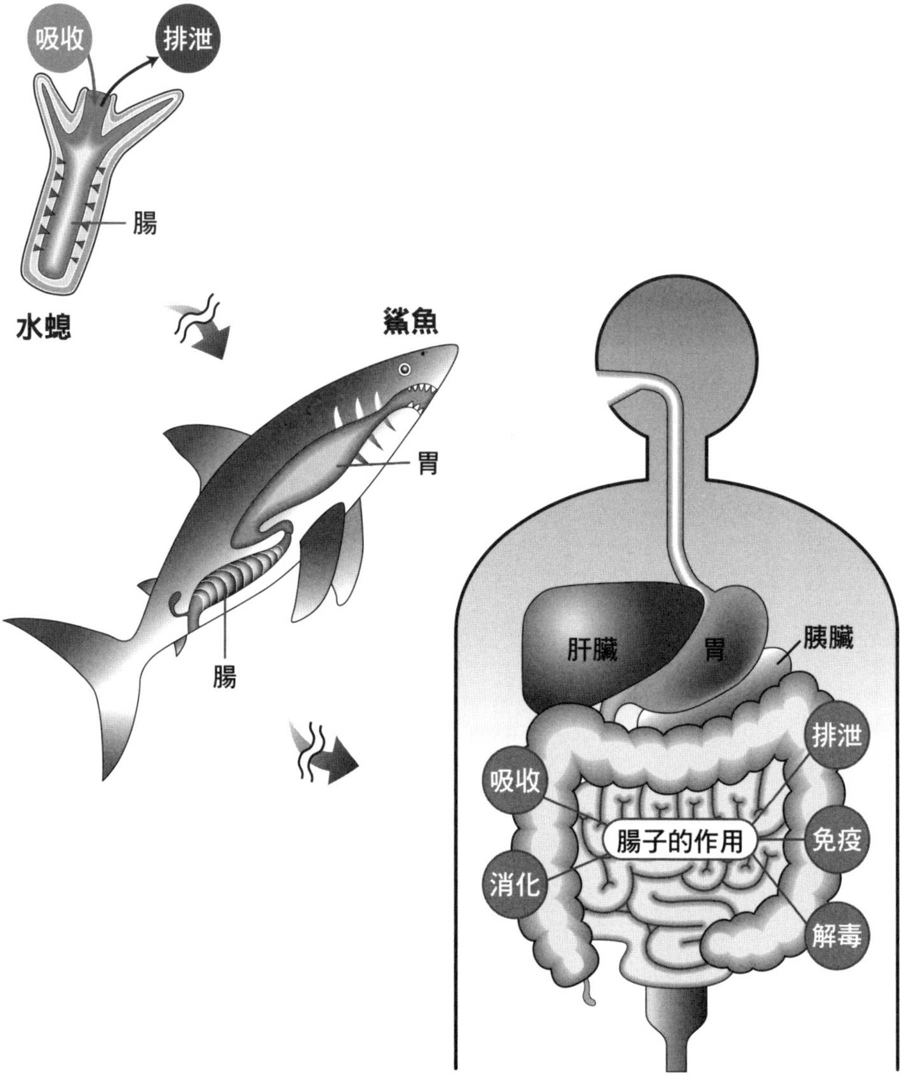

的，食物從入口進入體內消化後，也從入口排出，身體是以腸道為主體，構造很單純。

腸道後來演化出許多內臟器官，像積蓄營養素的細胞與腸道分離後，成為「肝臟」。而分泌荷爾蒙以調節血中糖分的細胞與腸道分開，另外形成「胰臟」，連腸道的前方也進化形成「胃部」，成為暫時貯存食物的地方。

此外，吸收氧氣的細胞變成了「肺部」，而腸道的入口，也就是將嘴巴的神經細胞則聚集起來，進化成「腦部」。

由此可知，**腸道是其他內臟器官的根源、也就是親生的父母**。

腸道之所以會與身體許多器官和神經有如此密切的關係，就是因為有這一層的演化過程。

英明的腸道有「第二腦」之稱

前面說過，腸道能夠排除侵入體內的有害物質，但腸道的聰明才智並不只限於此。

腸道不需要腦部的吩咐就能自行判斷，也就是不需頭腦介入，就能執行上述的種種功能。腸道會依狀況自動進行解毒，或指示肝臟、胰臟等器官，決定適當的處理方式。

腦部以外的器官很少有這樣的能力，因此一個人即使全身麻醉，或是脊髓受損陷於腦死的狀態，他的腸道依然能正常地運作。

所以只要腸道有問題或疾病發生，就會擾亂腸道獨立判斷的能力，這樣當然也會影響到其他體內系統。

而腸道因為有如此英明的能力，所以被稱

為「第二腦」。腦部和腸道本來就有密切的關係，所以才有「腦腸相關」這樣的說法。

由於腸道的特殊性受到矚目，與腸相關的研究也日益精進，讓我們逐漸了解到，腦內的神經傳達物質「血清素」（Serotonin）也存在於腸道。不僅如此，據說有多達九成以上的「血清素」都集中在腸道裡。

血清素在腸內作用除了作為神經傳達物質，也參與消化活動，例如刺激飽食中樞，抑制食欲也是血清素的功能。

而默默在一旁促進腸道發揮免疫功能的，就是超過一百二十兆個腸內細菌。

腸道和腸內細菌就是這樣團結起來，為了維護我們的健康，晝夜不停地運作。

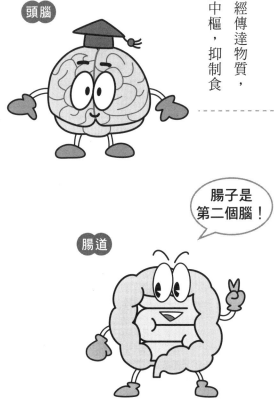

我們強而有力的靠山「腸內細菌」是什麼？

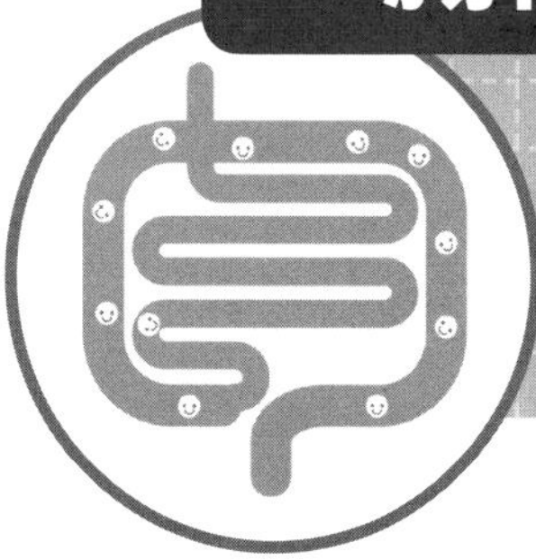

我們的健康是由重達1公斤，多達120兆個腸內細菌來決定的！

一百二十兆個微生物掌握著健康的關鍵

我們的腸道裡棲息為數龐大的細菌，數量有一百到一百二十兆個，種類多達一百到三百種。

這些細菌並不是混生在一起，而是如同群生的野草，依種類分開。每一種都像草叢一樣在腸內聚生。這樣的群體稱為「**腸內菌叢**」或「**腸內菌落**」。

由於是細菌，也許你以為它們「跟空氣一樣輕」，但其實它們的重量可能達到1～1.5公斤。因此，**我們約有一公斤的體重，是腸內細菌所占的重量**。

腸內細菌的作用相當多，而且並不侷限在腸內，具體的作用如下：

1 提高免疫力、自然治癒力
2 製造五千種以上的體內酵素
3 排除腸道中，從外界侵入的細菌或毒素
4 分解化學物質或致癌物質

5 與消化、吸收、代謝系統合作
6 製造維生素
7 抑制抗生素所造成的副作用

腸內細菌會自行培育體內酵素！

前面提過，**體內酵素是所有生命活動的根源**，**而製造體內酵素是腸內細菌的重大任務**。這麼說是因為**體內酵素的缺乏或消耗過度，都與老化和疾病有直接關係**。雖然我們還不知道整個身體總共有幾種酵素，但是據推斷至少有五千種以上。

除此之外，老化和腸內菌叢也有密切的關係，尤其是腸內細菌之一的雙歧桿菌（亦稱為比菲德氏菌，Bifidobacterium），據說這種雙歧桿菌的比率會隨著年齡增加減少。

因此，**想要活得長長久久**，光是營造良好的

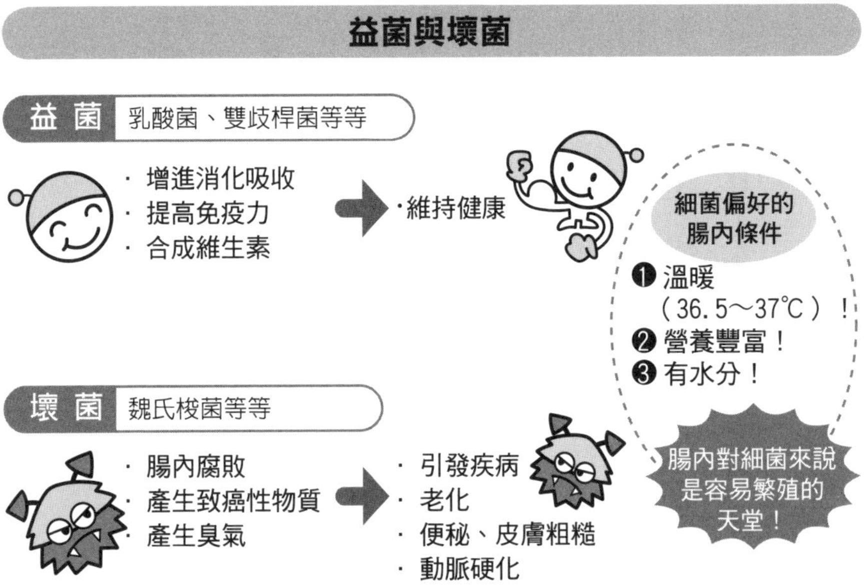
益菌與壞菌
益 菌 乳酸菌、雙歧桿菌等等
· 增進消化吸收
· 提高免疫力
· 合成維生素
·維持健康
細菌偏好的腸內條件
❶ 溫暖（36.5～37℃）！
❷ 營養豐富！
❸ 有水分！
壞 菌 魏氏梭菌等等
· 腸內腐敗
· 產生致癌性物質
· 產生臭氣
· 引發疾病
· 老化
· 便秘、皮膚粗糙
· 動脈硬化
腸內對細菌來說是容易繁殖的天堂！

腸相是不夠的，還得**培養有益的腸內細菌**，而腸內細菌的環境要靠我們自己去維護。

每個人腸內菌叢的種類和比率都不一樣，A先生身上的腸內細菌，不見得會在B小姐的腸道裡找到。不過在出生時，每個人所具備的條件都一樣，因為剛出生的新生兒腸內幾乎是無菌的狀態。

我們一出生，就開始和細菌接觸。才過一天，嬰兒的糞便就開始含有許多細菌。換句話說，一個人會因為成長的環境和飲食生活，而產生不同組合的腸內菌叢。

腸內細菌的均衡一旦固定了，除非是生病，否則就不會有劇烈的改變，不過每天還是會有某種程度的變化。

如果你目前的腸內細菌不夠均衡，腸內細菌無法在體內發揮應有的功能，那麼只要檢討生活習慣或飲食習慣，就有可能在幾天或幾個月之內調節出理想的腸內環境。

維持平衡的益菌、壞菌和中性菌

腸內細菌可以依性質或功能分成益菌、壞菌和中性菌等三類。

益菌是有用的細菌，含有強大的抗氧化酵素，能維持身體健康，是名副其實的好菌。**乳酸菌**、**雙歧桿菌**就是其中的代表。

相反的，壞菌是有害的細菌，例如魏氏桿菌。壞菌含有強大的氧化酵素，會使未消化的肉類或乳製品等蛋白質腐敗，產生毒素，而降低免疫力，促進老化。

益菌增加會帶來許多好處，包括腸道的情況也會變好、提高免疫力、比較不容易生病等。

使益菌生氣勃勃的腸道

❶進一步分解已分解的消化物

消化物隨著結腸蠕動（腸子排便的運動）移向直腸。

❷吸收消化物的水分製造糞便

從小腸排出後呈液狀的消化物，在進入結腸時變成半液態，再變成粥狀，以至半粥狀，最後則形成固態糞便。

❸糞便經過直腸進入肛門

糞便抵達直腸時，自律神經會發生作用，而感覺到便意。

大腸 大腸功能是吸收小腸送來的水分，製造固態糞便

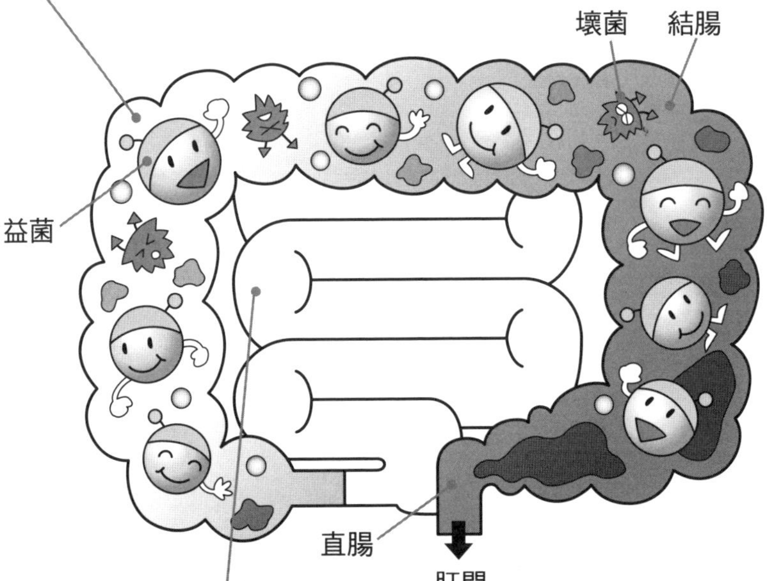

小腸 小腸是最長的身體器官（5～6m），把胃部攪拌過的消化物與種種消化液混合，再進行正式消化，吸收營養和水分。

相反的，當壞菌占上風時，腸道的狀況會變差，不僅會產生臭屁，肌膚和頭髮也會失去光澤，更可能引發生活習慣病。

但是請不要誤會，壞菌並非不必要，健康人的腸內也有壞菌棲息。壞菌也有守護腸道免受外來細菌侵襲的重要功能，因此也是身體不可或缺的細菌。

壞菌本來就只有微弱的病原性，在人體健康時會受到免疫力的壓制，但是免疫力會隨著年齡增長而逐漸降低，而且壓力也會損害健康，這時壞菌就會發揮病原性。

另外有一種既無益也無害的中性菌，那就是「大腸菌」。這種細菌雖然是持中間立場，卻是所謂的「騎牆派」，當益菌占上風時就支持益菌，當壞菌占上風時就會跟著作惡，總是會依情勢變節。

實際上，這種中性菌占了腸內細菌中的絕大多數，所以說，**腸內細菌的生態平衡，要依中性菌的動靜決定**。

由此可知，要營造良好的腸內環境，就必須努力使中性菌不會倒向壞菌。其中牽涉到的因素包括生活習慣、飲食攝取方式、優質的水、藥物的使用、壓力等。

要保持高度的免疫力，理想的做法就是增加益菌，減少壞菌。

血液使身體60兆個細胞生氣勃勃！

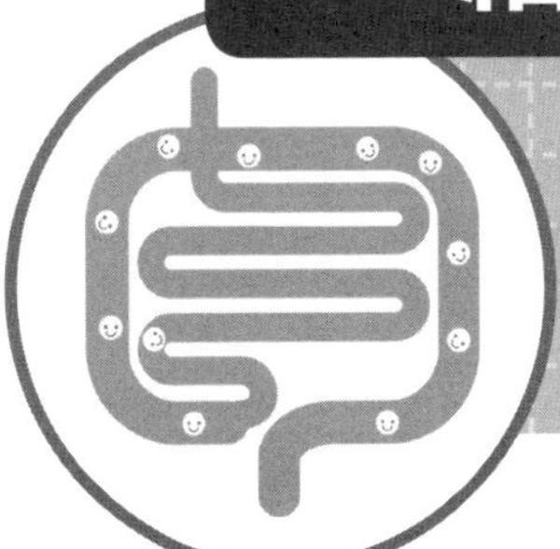

有優質的血液，細胞才能活得久

是清澈還是污濁？髒污的血液是病因

你應該聽說過：「清澈的血液是年輕和長壽的秘訣」。尤其是這幾年，大家逐漸開始關心血液污濁的事情，但中醫早在幾千年前就認為「污濁的血液是所有疾病的根源」，而且用「瘀血」的概念來解釋血液循環不良。

簡單說來，瘀血就是血液污濁的狀態。而污物的主要原因是尿酸、乳酸等老舊廢物，以及膽固醇、中性脂肪等殘留物。

一般認為，**現代人血液污濁特別明顯**。原因有很多，包括壓力、運動不足、手腳冰冷等，但最大的問題還是出在於飲食生活上。

事實上，**血液的清濁與腸內環境的好壞有很大的關係**。腸道吸收的營養素會順著血液流到身體末端，讓全身的細胞吸收。此時如果有益菌活躍，讓腸內保持清潔就不會有問題，但如果腸內細菌不均衡，壞菌占優勢，就會引起腸內腐敗，產生毒素，那麼腸道和肝臟無法充分解毒的毒素和有害物質，就會與

血液的功能

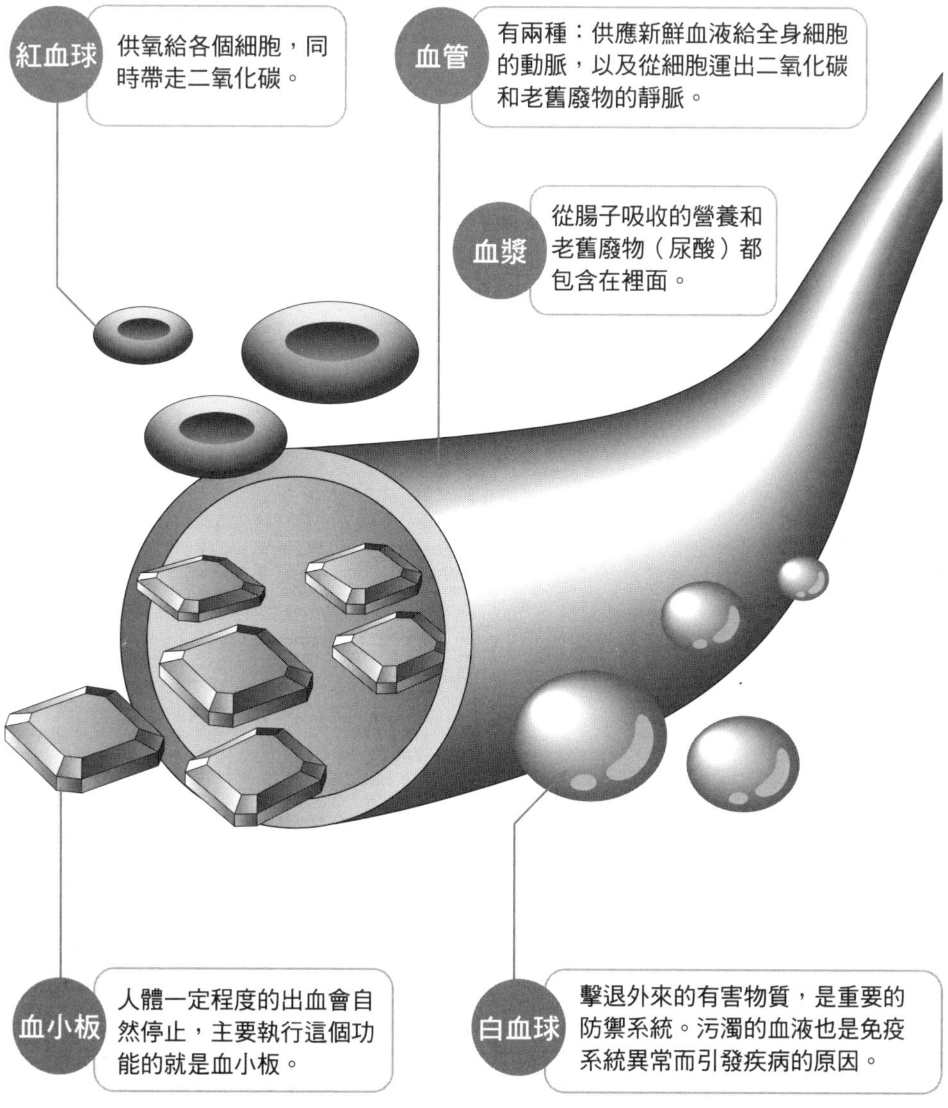

紅血球
供氧給各個細胞，同時帶走二氧化碳。
血管
有兩種：供應新鮮血液給全身細胞的動脈，以及從細胞運出二氧化碳和老舊廢物的靜脈。
血漿
從腸子吸收的營養和老舊廢物（尿酸）都包含在裡面。
血小板
人體一定程度的出血會自然停止，主要執行這個功能的就是血小板。
白血球
擊退外來的有害物質，是重要的防禦系統。污濁的血液也是免疫系統異常而引發疾病的原因。

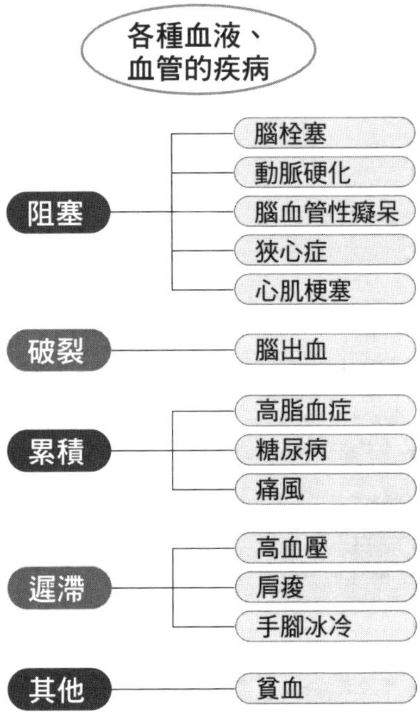

營養素一起流進血液裡。

從心臟壓出的血液不到一分鐘就能循環體內一周，所以腸內污濁會在瞬間傳遍全身。

乾淨的腸道是乾淨血液的基礎。因此要使血液恢復清澈，就要從檢查腸道的健康開始。

要保持年輕和健康 就要讓60兆個細胞重生

污濁的血液會使血液循環不良。換句話說，血液循環不順暢時，不僅是營養素，就連氧氣也無法充分運輸。當血液把必要的物質送到細胞那裡時，血液還擔負一個重要任務，就是順便把不要的老舊廢物，運送交給能夠處理的腎臟、肺臟等適當的器官。這項運送的工作如果遲滯不前，各個細胞就無法生氣勃勃地活動。

我們的身體是由約60兆個小細胞集結而成。那麼細胞是由什麼組成的呢？

細胞的原料是血液中的營養素和氧氣。人體雖然是由60兆個細胞所組成的，但源頭卻只是一個由卵子和精子結合而成的細胞。這個細胞經過無數的分裂，最後形成人體。

母親血液中的營養和氧氣必須透過胎盤供給胎兒，才能達到細胞分裂。胎兒出生後，臍帶一割斷，就要靠自己的能力從腸道吸收營養，

並開始藉著哭聲從肺部吸收氧氣。

因此從生命之初開始，細胞就不停地進行新陳代謝。肌膚的細胞要28天才能重生，紅血球則是一百二十天。身體一天約有一兆個細胞重生。舊細胞死去時，會有新細胞代替，因此在替換更迭中，會有約60兆個細胞正常運作，如此就能夠保持年輕和健康。

反過來說，若各個細胞無法發揮該有的功能以致萎靡不振，停止細胞代謝，身體就會失去活力，體內精巧的機制也會因此混亂。這就是造成老化，引起各種疾病的狀態。

細胞、血液和腸道的重要關係

血液是由紅血球、白血球、血小板等三種血球和液體的血漿組成的，身體的60兆個細胞就是靠著這樣的血液生存。

紅血球負責輸送氧氣，白血球負責擊退傷害細胞的毒素和病毒，而血漿則必須供給養分。

若血液沒有充足的養分和氧氣，細胞就無法正常活動。而血液如果有毒素和病毒，細胞就會受損，若血液超過三分鐘無法進入細胞，細胞就會死去。

所以血液的品質會影響身體每一個細胞的狀態和壽命，而且血液對細胞的重生（新陳代謝）也有很大的影響。細胞重生時，是以血漿中的成分和原細胞中的物質為原料。血漿沒有充足的營養，或是有舊細胞的廢物或毒物囤積在裡面，就無法產生健康的細胞。

因此要使全身的細胞生氣勃勃，細胞的重生過程也順暢無阻，就不能不提高血液的品質。而血液品質的優劣關鍵在於腸道。所以吃進良好的食物，使腸內細菌保持均衡，就能製造出良好的血液。

疾病和老化的關鍵是腸內環境？

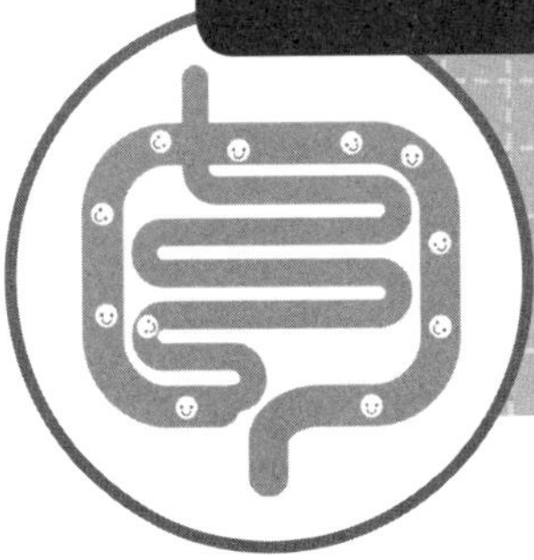

不斷排出毒素的腸道會對身體造成多種損害

腸內環境惡化的根源是動物性食品

即使會在平常注意皮膚狀況和體重變化的人，也不太會留心自己的腸內環境。

我們都知道身體不適確實會影響皮膚狀態，但是再怎麼保養身體的表面，不去改善根本的內在問題，是絕無法確保健康與長壽的。

擔負著重要任務的**腸道，必須把身體所需要的營養，透過微血管送到全身**。反過來說，若腸內產生的毒素和有害物質混在血液裡，就會對身體各部位造成不良影響。

腸內環境的惡化會引起腸內細菌生態的失衡。腸內細菌會製造能提高免疫力的酵素，讓身體能保持正常運作。所以，腸內細菌是生命活動不可或缺的存在，這麼說一點也不誇張。

那麼，**腸內細菌生態失衡**的原因為何？最大的原因是**攝取過多動物性食品**，這也是**壞菌增加**的原因。壞菌最喜歡動物性蛋白質和脂肪，且在腸內大量繁殖的壞菌，更會產生硫化氫、糞

臭素、阿摩尼亞等毒素。

我每次遇到有克隆氏症、潰瘍性大腸炎等黏膜疾病的患者，都會詢問他們的飲食習慣，結果發現他們幾乎都攝取過多牛奶、乳酪、優酪乳等乳製品。此外，近年來日本的大腸癌患者急劇增加，一般人也認為罪魁禍首是被歐美同化的飲食生活習慣。

吃太多動物性食物，必然會攝取過多脂肪，膳食纖維也就趨於不足。而要消化、吸收過多的脂肪，就必須利用大量的膽汁酸。膽汁酸在肝臟合成之後（初級膽汁酸），在腸內與細菌作用，就會變成次級膽汁酸。初級膽汁酸是無害的，次級膽汁酸卻含有致癌物質。

膳食纖維有吸收腸內致癌物質的作用，也能促進排便，縮短致癌物質與腸黏膜接觸的時間。膳食纖維不足則會造成便秘，在腸內形成宿便。

也許你會覺得：「便秘有什麼大不了的」，可是除了排氣惡臭之外，宿便還會產生毒素，不僅導致肝功能低落，使免疫力降低，也會產生許多加速老化的自由基，因此對身體有極大的影響。

不希望出現的皺紋、黑斑 老化就是從腸道開始！

我們的皮膚、視力、牙齦都會隨著年齡增長而逐漸老化，腸道也是一樣的。

腸齡的衡量標準是腸內細菌的平衡，這方面也會隨著年齡增長而逐漸崩壞，開始增加壞菌的產生。而腸道就這樣開始老化，到了大約六十歲，益菌會變得極端地少。

當腸道繼續老化下去，皮膚會失去彈性和光澤，皺紋和黑斑也會越來越明顯，看起來更加憔悴。身體也會變得容易疲倦，即使有充分的休息也無法消除疲勞。當身體容易覺得不舒

腸道是青春與健康的泉源！

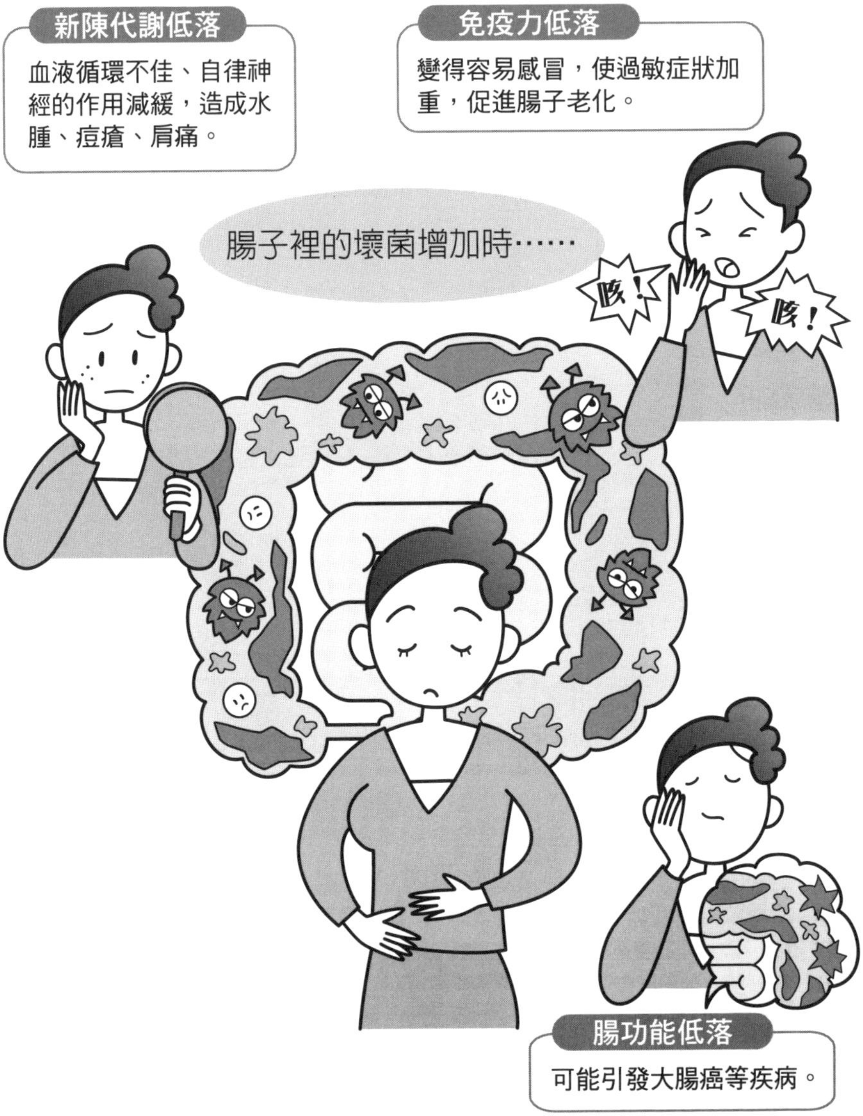
新陳代謝低落
血液循環不佳、自律神經的作用減緩，造成水腫、痘瘡、肩痛。
免疫力低落
變得容易感冒，使過敏症狀加重，促進腸子老化。
腸子裡的壞菌增加時……
咳！
咳！
腸功能低落
可能引發大腸癌等疾病。

服，就很容易引發生活習慣病。

然而現代人即使年紀還很輕，就有許多人長期處於壞菌占上風的狀態，造成腸道提早老化。因為**腸道是非常敏銳的器官，很容易受到生活習慣或壓力的影響**。

處在這種壓力很大的社會中，腸道比實際年齡衰老的情況是相當常見。**老化是從腸道開始**，要長期保持年輕健壯，就必須先讓腸道恢復年輕。

腸內毒素引發的自由基會傷害細胞

壞菌增加時，不僅會促使腸道老化，免疫力也會降低，在腸內腐敗的過程中也會釋放毒素。毒素的主要成分是硫化氫、阿摩尼亞、吲哚、糞臭素、酚類等伴隨惡臭的有毒氣體。

這些成分可以說與火山噴出的氣體相當，可見那是多麼危險的毒素。在腸內累積久了，就會產生自由基。

自由基原本是為了防禦毒素而製造的，但是過度增加時，會反過來使細胞鏽蝕而造成傷害。因此自由基是一種「雙刃劍」。

如果**腸細胞的遺傳基因受到損傷**，細胞就會產生變異，甚至有可能**演變成息肉或癌細胞**。

試著想像一下毒素從腸壁擴散到全身的情形。

血液在全身循環時，會不斷地傳播毒素，產生自由基，進而傷害細胞。雖然毒素會在最後由肝臟進行解毒，但如果有長期的便秘，造成免疫力或肝功能低落，血液就會受到污染，造成循環變差、新陳代謝遲緩等惡性循環。

正確的飲食和排泄習慣不僅能改善腸內環境，也能抑制腸道老化、預防疾病，因此是健康養生的根本。

健康的秘訣是……

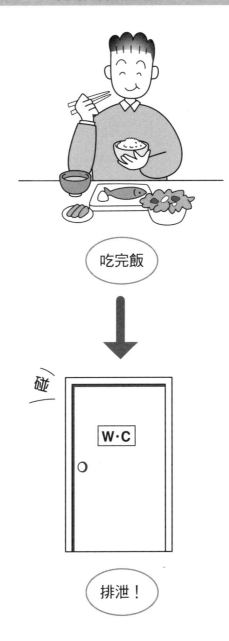

吃完飯

↓

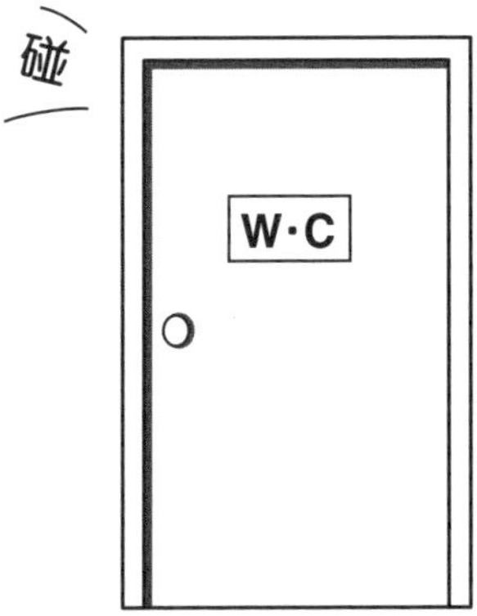

排泄！

該怎麼增加「能延壽並促進健康的體內酵素」的數量？

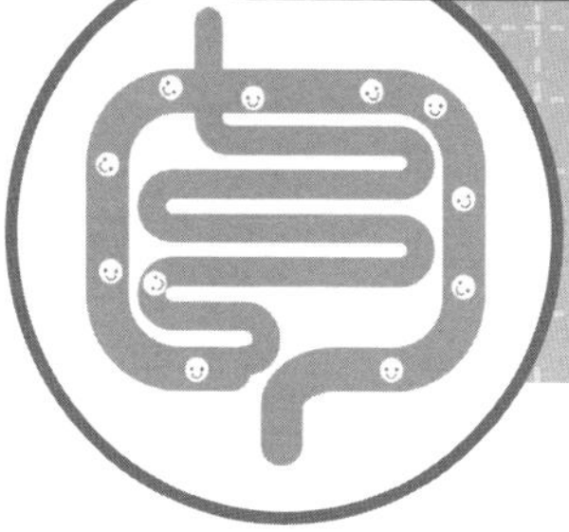

使「促進吸收、消化、排泄和防止老化的酵素」增加的方法

體內酵素耗盡時就是生命的結束

呼吸、保持體溫穩定、吃下肚的食物在消化後產生廢物再排出，或傷口自然癒合之類的事情，看起來好像都是理所當然的。可是，我們在無意識之中進行的生命活動，全都要藉著**體內酵素**來維持。

像這種讓身體維持基本的功能也是生命的必要條件，稱為「恆常性」。**沒有酵素，生命的所有活動都無法進行**。**酵素**是一種蛋白質，具有維繫生命和活動所不可或缺的觸媒機能。無論是動物還是植物，體內都有這種酵素，充當體內所有化學反應的觸媒。

一般化學反應必須在高溫、高壓等特殊條件下，耗費漫長的時間完成；但體內酵素卻能夠在我們體內，以僅僅36～37度的環境中瞬間完成了，而且完全不會改變其自身的性質，這樣的能力令人嘖嘖稱奇。不過在醫學和科學上，酵素還有許多謎團有待解開。

舉例來說，我們都知道一種酵素只有一種作用，如同鑰匙和鎖孔的關係，但是我們並不清楚全身究竟存在著多少種酵素。

體內酵素可以說是生命活動的基礎，因此只要能**維持足夠的體內酵素，就是確保健康與長壽的關鍵**。

但麻煩的是體內酵素會越用越少，也會隨著年齡減少。根據研究，幼兒體內的酵素相當於老人的一百倍。

以前大家認為酵素是以食物的蛋白質為原料，可以在體內無止境地製造，但事實上**身體一生可以製造的酵素量是有限的**。

體內酵素變少時，就會提早老化，或是變得容易生病。要避免這種情況，就要有效地補充體內酵素，並同時盡量減少酵素的消耗。

在消化與解毒中浪費體內酵素的現代人

那麼身體是如何使用、消耗體內酵素的呢？主要用途可以大致分成以下幾類：

1 維持身體的恆常性、自然治癒力

2 食物的消化吸收

3 對侵入體內或體內產生的毒素進行解毒

第一點是最基本的功能。細胞的重生、修復，以及調節神經系統、荷爾蒙系統、免疫系統的平衡，都必須用到體內酵素。

因此，**累積多餘的壓力，不經意地讓身體負擔過度，都是在無謂地浪費體內酵素**。

此外，身體消化食物，分解其中的營養，再加以吸收時，也都會用到體內酵素，這種酵素稱為「消化酵素」。

例如：像唾液含有分解澱粉的澱粉酵素，胃

新谷醫生的體內酵素方程式

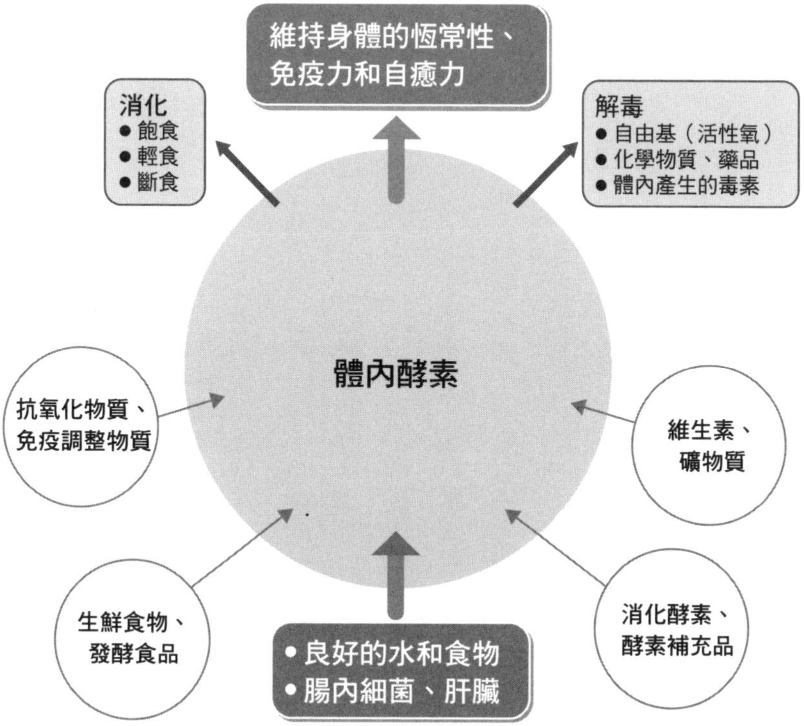

液和胰液中含有分解蛋白質的胃蛋白酶、胜肽酶，胰液中又有分解脂肪的脂解酵素。

如果**吃進大量食物，當然會消耗許多酵素。而長期不斷地暴飲暴食，自然會浪費掉重要的體內酵素**。

食物品質與是否細嚼慢嚥也是有關係的。不規律的飲食生活也會增加消化酵素的負擔，因此在深夜或就寢前吃東西並不是件好事。

如果在吃飯時攝取酒精、咖啡或吸菸，身體會為了解毒而消耗酵素，使消化和吸收變差。在現代社會中，由於許多人的體內都充滿了會產生自由基的有害物質，因此就必須為了解毒而耗費大量的體內酵素。

食品添加物、藥品、農藥等化學

物質，以及環境污染、家電產品所產生的電磁波、紫外線和生活壓力全都會讓體內產生有害物質。但我們的生活卻已經離不開這些東西了，就算想要擺脫也極其有限的。

譬如，就算可以防止從外界產生的自由基，還是會有一些自由基是人活著就無可避免的，那就是體內細胞的粒線體產生能量時會同時出現的「超氧化物」。像這種氧化物就需要一種**「超氧化物歧化酶」**（Superoxide Dismutase，簡稱SOD）才能解毒，但這種體內酵素SOD**會在中年之後急劇減少**。如此一來，就連症狀輕微的疾病也會造成問題，甚至有可能引發嚴重的生活習慣病。

藉著生鮮或發酵食品來增加體內酵素

既然這樣，我們要如何補充酵素呢？例如：

攝取未經加熱的生鮮食物（蔬菜、水果、魚貝類等），或是發酵食品會有補充效果，但務必排除加了農藥或食品添加物的東西。另外，像是**補充啤酒酵母、糙米發酵食品或純粹的酵素補充品**也是不錯的選擇。

要**促使腸內細菌多多製造體內酵素，服用乳酸菌生成萃取液有最直接的效果**。而像維生素、礦物質等營養素能協助酵素，讓體內酵素的作用更有效率，所以有「輔酵素」之稱。這方面可以從**未精製的穀物、蔬菜、水果、海藻類**來補充。

還有一些物質能減少體內酵素的消耗，例如：**免疫調節物質（發酵古代米、米蕈多醣複合物質、幾丁質／甲殼素等）、抗氧化物質（靈芝、蝦紅素、銀杏葉萃取物等）**。

這些都是對體內酵素有幫助的補充品，最好每天都能攝取一、兩種。

●對腸道有幫助的發酵食品

人類自古以來就為了保存食物而絞盡腦汁，除了乾燥、鹽醃、煙燻之外，也利用葉片的抗菌效果做成樹葉或竹葉壽司、粽子、竹葉飯糰，還有從埋在灰燼中的蛋發明出皮蛋，就連用灰掩埋也是保存食物的方法之一。

可是最偉大的發現還是發酵保存法。對日本人來說，發酵食品自古以來就是餐桌上不可或缺的副食品，當然也是眾所熟知的，例如米糠醬菜、納豆、味噌、醬油、柴魚等等，都是日本料理中的基本食材。

近年來優酪乳似乎已經成了發酵食品的代名詞，日本人開始食用優酪乳是不久之前的事。從整個世界來看，早在馴養草食動物之時，人類就與發酵乳結下了不解之緣，連舊約聖經都有提到發酵乳這個名詞。

世界各地都看得到發酵乳文化，但是發酵乳像目前這樣成為全世界習以為常的食品，據說是二十世紀初，俄國的諾貝爾生物獎得主梅奇尼可夫提倡「優酪乳不老長壽論」之後才開始的。

這個理論的重點是：「以保加利亞為中心的巴爾幹半島上有許多超過百歲的人瑞，原因是他們習慣食用大量的優酪乳。」優酪乳可以使乳酸菌在腸內增殖，抑制會造成老化的腸內腐敗菌，因而促成長壽。

學者發現，優酪乳中的乳酸菌不會在腸內駐留。乳酸菌和腸內細菌的研究之所以突飛猛進，這個發現應該是功不可沒的。

因為這樣，日後陸續有新的乳酸菌為世人所知，市面上也出現了種種功能各異的乳酸菌食品。除了優酪乳、乳酸菌飲料，乳酸菌補充品也是常見的產品，可以讓乳酸菌確實進入腸道，免於胃酸或高熱的侵害。

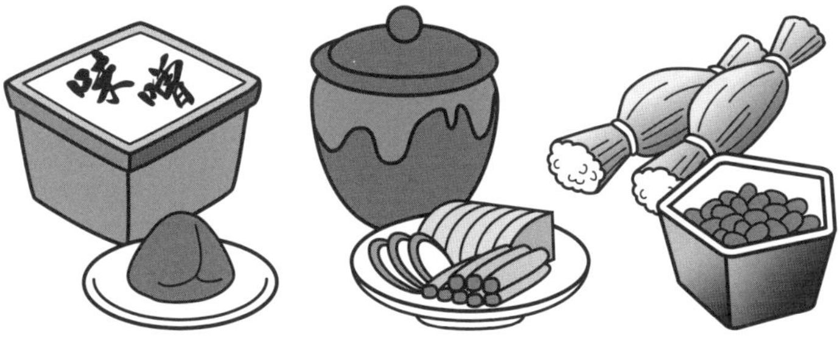

PART 3

腸道強而有力的靠山——乳酸菌

我們保持健康、年輕的關鍵在於腸道，亦即在腸內棲息的益菌。如果肚子裡的益菌變少，消化與吸收的能力就會降低，腸內容易腐敗，導致免疫力低落、容易感染病源菌，老化和疾病也就容易近身。

在第三部分要介紹在我們的肚子裡活躍的乳酸菌、一般人鮮少知道的乳酸菌作用，以及近來各領域學者的研究成果，讓讀者了解乳酸菌驚人的力量。

乳酸菌能提高免疫系統，抑制腸內腐敗，而且對息肉和大腸癌也有效果。這麼強大的力量，大家一定要多多利用。

你肚子裡的乳酸菌是專屬於你的！

乳酸菌是我們強而有力的靠山，而且就在身邊！要讓牠們有增無減

「乳酸菌」不是細菌的名稱？是腸道等處棲息、共生的乳酸菌

你是否以為：「凡是對身體有益的細菌就是乳酸菌，而乳酸菌等於優酪乳？」大家應該都知道，所有的益菌中，尤以乳酸菌的作用最為重要，但實際上有「**乳酸菌**」這種細菌嗎？

乳酸菌是用糖質製造大量乳酸的細菌總稱，因此「乳酸菌」並不是一種固有的細菌。

乳酸菌的種類很多，因菌種、菌株的差異，作用也各不相同。目前約有兩百種乳酸菌，而且日後還會繼續發現新的菌種。

乳酸菌有很多分類的方法，例如：依細菌形狀分成棒狀的乳酸桿菌和球狀的乳酸球菌。桿菌的代表就是雙歧桿菌、乳酸桿菌（Lactobacillus），球菌中則是以腸球菌（Enterococcus）較為人所知。

乳酸菌會在與其他東西共生時發揮效用。製作優酪乳、味噌、醬油、米糠醬菜、泡菜等發酵食品時，都不能缺少乳酸菌。同樣的，人的體內也有乳酸菌的存在。

微生物本來就是地球上所有生物的前輩，人類或許可以說是活在微生物的汪洋之中，幫助食品發酵的乳酸菌和在我們腸內棲生的

乳酸菌叢的種類（約兩百種）

桿菌

乳酸桿菌屬——**▲嗜酸乳桿菌**
▲凱氏乳桿菌
▲短乳桿菌
保加利亞乳桿菌
植物乳桿菌
……

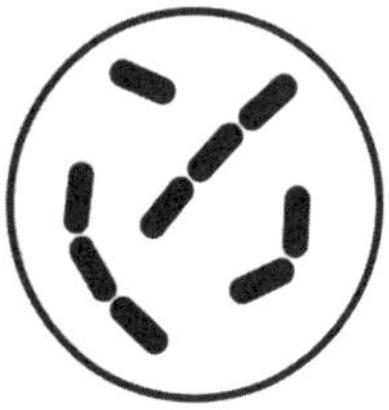

約82種

雙歧桿菌屬
（比菲德氏菌）——**▲雙叉桿菌**
▲長雙叉桿菌
▲短雙叉桿菌
▲嬰兒雙歧桿菌
……

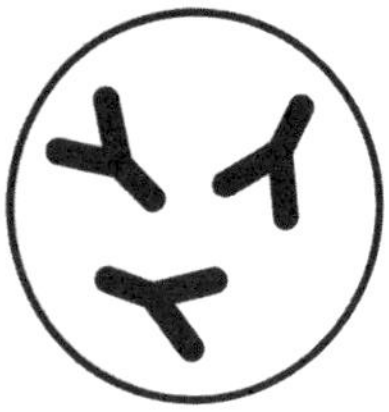

約33種

球菌

鏈球菌屬——嗜熱鏈球菌……等53種
乳酸球菌屬——乳酸球菌、
乳酸乳球菌乳脂亞種
……等8種
腸球菌屬——糞腸球菌……等25種
念珠菌屬——腸系膜白色念珠菌
……等12種
足球菌屬——7種

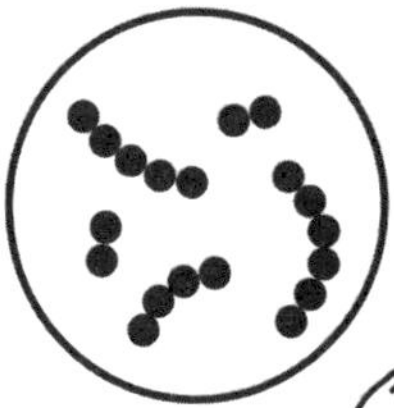

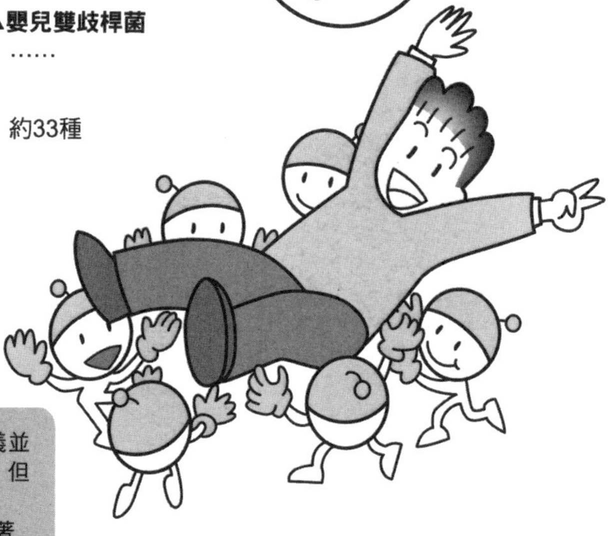

※比菲德氏菌依分類定義並不屬於「乳酸菌叢」，但一般習慣將之列入。
上列有▲標示的是能活著抵達腸內的乳酸菌。

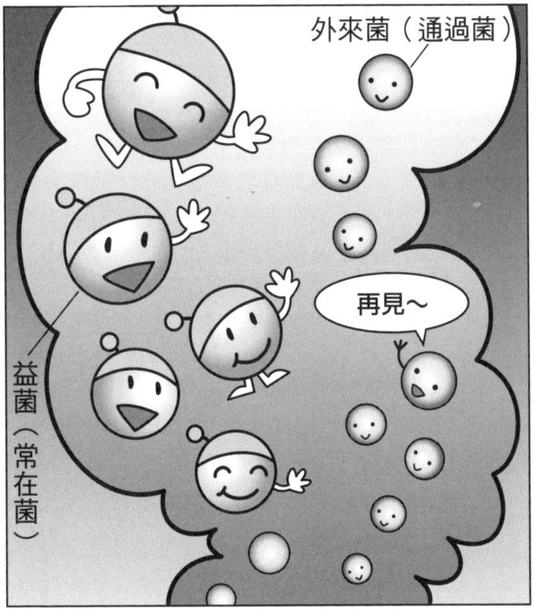

乳酸菌畢竟屬於不同的種類。我們體內的乳酸菌種類和數量也會因個人腸道的作用和飲食習慣而有所差異。

乳酸菌是我們體內的主要益菌，要維持健康，就非要有許多乳酸菌不可。「長壽村」就是一個有名的例子，那裡住著許多又健康又長壽的人，居民體內的乳酸菌平均值都比較高。

棲息在人體內的乳酸菌會隔絕侵入的異物或有害物質，扮演著維持恆常性的角色。

由於乳酸菌能幫助身為宿主的人類維持健康，所以預防醫學也特別強調，改善腸內環境來增加體內益菌（乳酸菌），進而預防疾病。

雖然通稱為乳酸菌，但棲息處卻會因種類不同而有差異。

例如：經常出現在電視廣告中的比菲德氏菌就是棲息在大腸裡，另外還有專門在小腸活動的乳酸菌。

又例如女性的陰道裡，就有稱為「陰道乳酸桿菌」（Doderlein）的菌叢棲息，一方面防止細菌滋生，一方面讓陰道保持酸性。

乳酸菌的旅程是艱苦的試練！能否倖存或駐留是未定之數

乳酸菌在人體內的行動力也是依種類而有所差異，大致可分成兩種：一種是能活著抵達腸內，另一種則會被胃酸或膽汁所傷，還沒到達腸道就全部陣亡。

能活著抵達腸內的乳酸菌不只能發揮威力，使腸內益菌增加，也有助於擊退壞菌。

可是，能抵達腸內的乳酸菌極為稀少。口服的乳酸菌約有99％還沒有到達腸道就死了。就算幸運地進入腸道，也不是從此一帆風順。

乳酸菌在腸內滯留一段時間後，不見得就能永久留駐。因為腸道會產生「**免疫反應**」，排除不適合身體的細菌，因此乳酸菌極有可能會隨著糞便而被排出人體。

因為這樣，我們把原本定居在腸內的細菌稱為「常在菌」（常在菌），經過一段時間就會排出去的細菌稱為「外來菌」（通過菌）。

我們的強力靠山！如何增加腸內的乳酸菌？

這就是為什麼我們會認為「優酪乳要每天吃才有效」，優酪乳和乳酸菌飲料所含有的乳酸菌有以下弱點：

1會被胃酸和膽汁酸殺死。

2只有厭氧性細菌才能在無氧氣的腸內生存，因此以有氧狀態培育的乳酸菌是無法在腸內存活的。

3腸內的乳酸菌也有合不合適的問題，只有適合身體的菌體才能生存。

近來市面上的優酪乳都會標榜「能夠活著進

與人類共生的微生物（定殖菌）

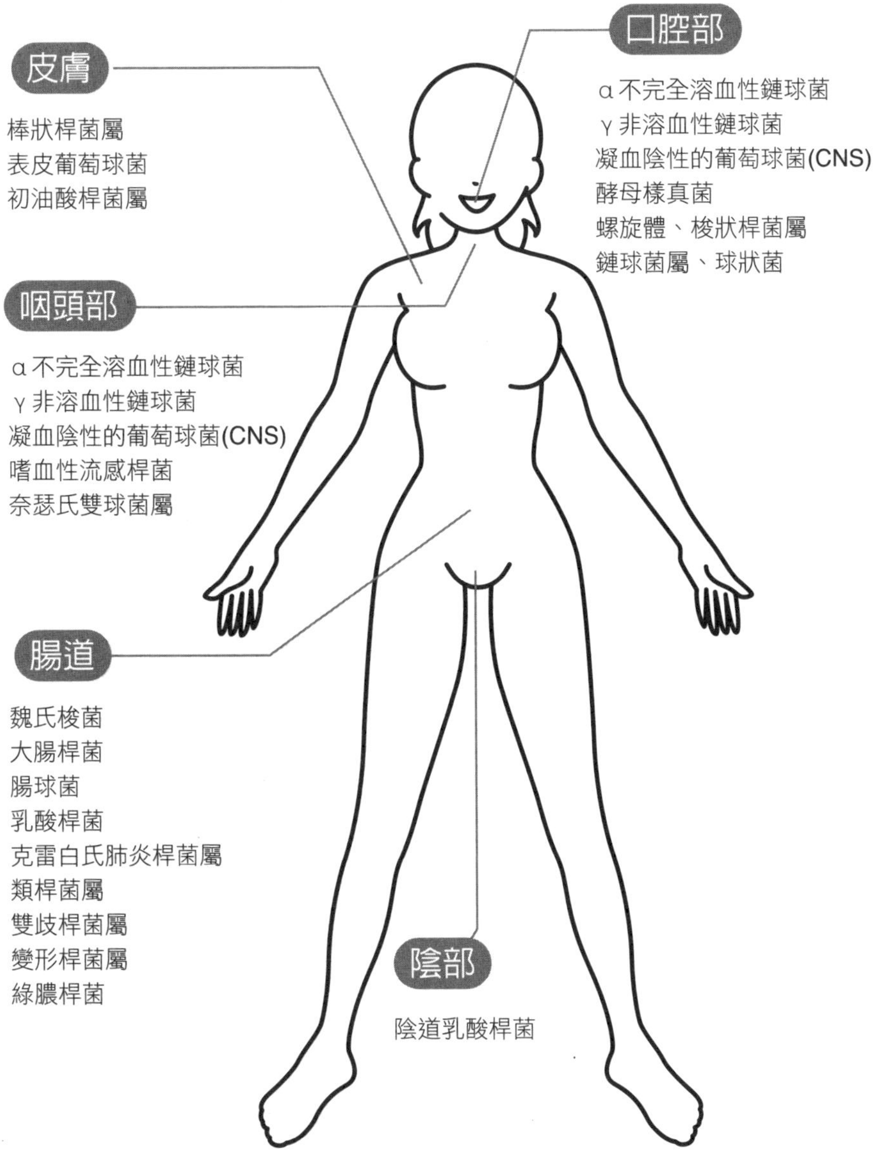
口腔部
α不完全溶血性鏈球菌
γ非溶血性鏈球菌
凝血陰性的葡萄球菌(CNS)
酵母樣真菌
螺旋體、梭狀桿菌屬
鏈球菌屬、球狀菌
皮膚
棒狀桿菌屬
表皮葡萄球菌
初油酸桿菌屬
咽頭部
α不完全溶血性鏈球菌
γ非溶血性鏈球菌
凝血陰性的葡萄球菌(CNS)
嗜血性流感桿菌
奈瑟氏雙球菌屬
腸道
魏氏梭菌
大腸桿菌
腸球菌
乳酸桿菌
克雷白氏肺炎桿菌屬
類桿菌屬
雙歧桿菌屬
變形桿菌屬
綠膿桿菌
陰部
陰道乳酸桿菌

入腸道」，這樣的產品都費了許多工夫，用技術避免乳酸菌在中途死掉。

但無論如何，口服的乳酸菌都擺脫不了外來菌的命運，過了一段時間就會消失無蹤。

換句話說，不增加腸內的乳酸菌，再怎麼攝取外來菌也是白費工夫。唯有想辦法增加從嬰兒時期就住在腸道裡的資深常在菌才是正途。

目前已有學者在研究中發現，具有這種效果的不是乳酸菌，而是乳酸菌的分泌物和菌體物質，也就是目前最受矚目，亦稱為「**益生菌生成物**」（Biogenics）的乳酸菌生成萃取液。

分泌物是為了不讓他種細菌增殖的「領域物質」，如納豆菌所分泌的黏滑成分，以及醋酸菌分泌的醋也是同樣的性質。

至於菌體物質，則是指構成菌體的物質。除了有細胞膜保護乳酸菌，也擔負著在細胞間傳達資訊的天線功能。

乳酸菌生成萃取液就是收集乳酸菌的分泌物和菌體物質所製造出來的，它的特點是利用豆漿，培植十六種共生的乳酸菌。

由於能幫助乳酸菌增殖，因此攝取這種乳酸菌生成萃取液會比盲目地尋找適合自己的乳酸菌實際多了。

優酪乳是動物性食品，每日飲用很可能會造成動物性蛋白質過多。而乳酸菌生成萃取液則是用豆漿培養的，屬於「植物性蛋白質」，所以沒有這一層顧慮。

肚子裡的乳酸菌變少時會怎樣？

除了消化、吸收，乳酸菌也會協助腸道作用

保持年輕的關鍵在於均衡的腸內環境

腸內細菌是非常敏銳的，一旦生活環境紊亂，或是因香菸、酒精、藥品等外在因素導致腸內環境惡化，或者有便秘、壓力、錯誤的飲食習慣等因素，就會馬上使腸內細菌生態失去平衡。

可是，比起上述情況更嚴重的是老化導致的失衡。隨年齡增長，免疫力也隨之低落，腸內細菌也會跟著改變。

人的細胞是以一天一兆個的速度不斷地重生，人一開始老化，細胞的再生能力就會降低，生理節奏也就會失序。

腸內細菌和身為宿主的人類有共生關係，且會產生交互作用，實在無法斷定，免疫力的衰頹和腸內菌叢的混亂，何者為因，何者為果。

老化會使腸內菌叢失序，當乳酸菌之類的益菌逐漸減少，而形成壞菌占上風的狀態時。腸本身當然會發生問題，還會因為免疫力低落而容易感冒、產生過敏等疾病。

由於自然治癒力降低了，病況不僅很難治療，還會牽連到其他身體的部位，結果又會使全身提早老化，形成惡性循環。

乳酸菌的六大作用

①使腸內菌叢的生態平衡

④維生素的合成

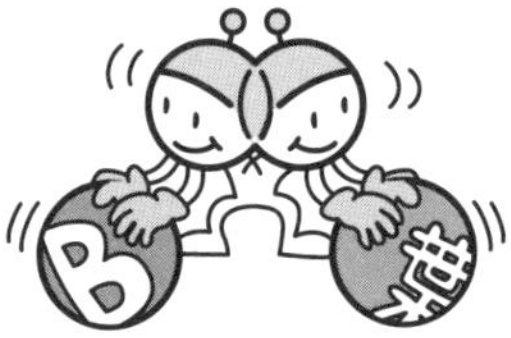

②幫助消化、吸收

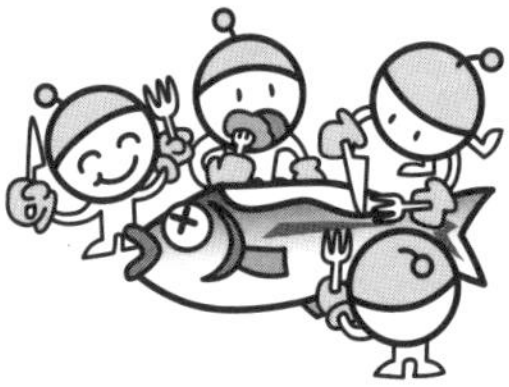

⑤提高免疫機能

自然殺手細胞（Natural Killer，NK）
①分泌能殺死癌細胞的「顆粒溶解酶」(Granzyme)。
②跟顆粒球一樣能吃掉癌細胞，並加以分解。

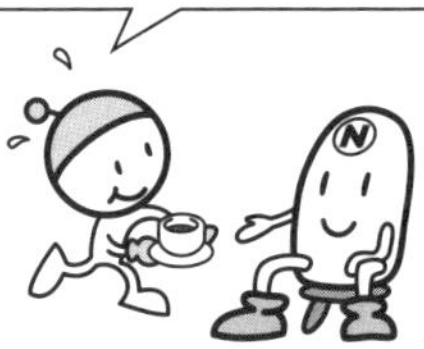

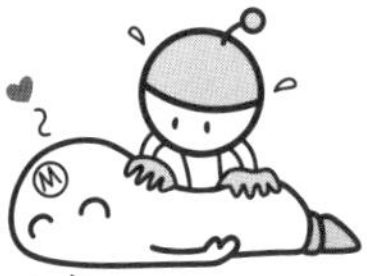

巨噬細胞（Macrophage）
①有類似阿米巴原蟲的偽足，能到處移動。
②捕食侵入體內的異物。
③讓淋巴球、顆粒球知道有外敵侵入。

③抑制有害物質和病原菌

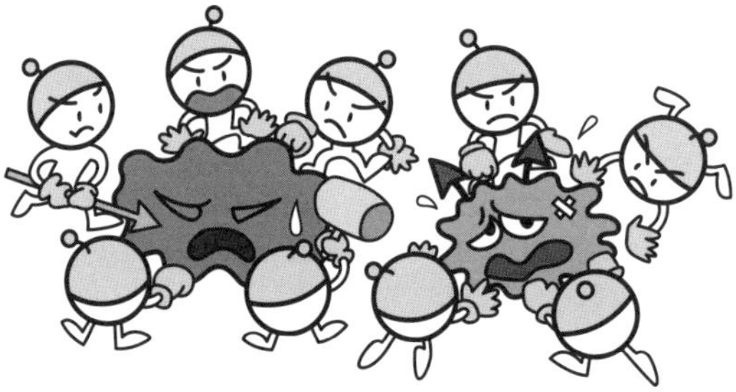

⑥增加干擾素(Interferon)

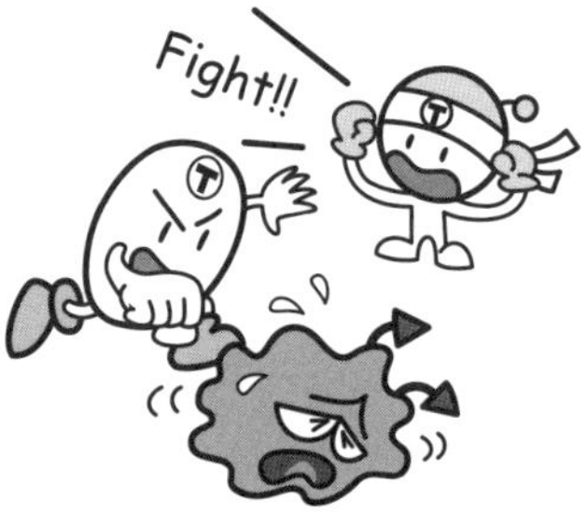

乳酸菌的工作 不只是促進排便而已！

你是否以為乳酸菌就只能消除便秘，兼具美容的效果而已？

外表看得到的效果或許只是這樣，但是乳酸菌的作用可不止於此，它最重要的任務是在生命活動中進行。為了維持身體的恆常性，乳酸菌擔負著以下工作：

1抑制壞菌，防止病原菌侵入腸內，努力維持腸內菌叢的穩定。

2幫助腸道對食物的消化、吸收和代謝，控制礦物質的吸收和排放。

3維持腸內酸度，抑制腸內腐敗，防止腹瀉或便秘，制止有害物質或病原菌增殖。

4協助合成維生素B群、菸鹼素、生物素（維生素H）、葉酸等維生素，以及副腎皮質荷爾蒙、女性荷爾蒙等荷爾蒙。

5活化巨噬細胞（Macrophage）、自然殺手細胞（Natural Killer）等與免疫系統有關的白血球，提高免疫系統機能，預防疾病上身。

6有病毒入侵時，通知該處的細胞，提高製造干擾素的能力，阻止病毒增殖，防止發病。

另外，我們也已經確認，在投予抗生素中或治療後，配合攝取乳酸菌製劑也會有效果。

抗生素雖然能抑制病原菌，卻可能連帶殺死益菌。乳酸菌的作用可以有效地彌補這個缺點。而且有報告指出，有過敏症狀的兒童腸內只有少許乳酸菌。

肚子裡的乳酸菌減少時，全身都會出現症狀！

由此可知，使腸內的乳酸菌（益菌）維持優勢對維護健康有多重要。

可是，腸內細菌的平衡總是危危顫顫，容易因環境微妙的變化、或一些因素而崩潰。

乳酸菌一旦減少，之前受到壓抑的壞菌就會驟然增加，並且開始大肆活動，直接造成腸道老化。

如果任憑乳酸菌減少，而也不理會腸道老化的狀況，結果會怎樣呢？

1 消化吸收力降低

乳酸菌會在腸內消耗糖分，製造乳酸和醋酸。乳酸菌產生的乳酸和醋酸可以幫助消化與吸收。舉例來說，鈣與乳酸結合形成乳酸鈣之後，體內的吸收率就會提高。

2 腸內開始腐敗

乳酸菌有抑制壞菌增殖的作用。沒有這個作用，腸內就會腐敗，而產生硫化氫、阿摩尼亞等毒素，進而傳布到全身。

3 免疫力低落

控制腸內免疫細胞的運作也是乳酸菌的重要工作。

乳酸菌一減少，免疫細胞就會降低功能，或是判斷錯誤，引發過度反應、攻擊健康細胞等問題。

4 缺乏維生素

細胞的新陳代謝不能沒有維生素B，而能夠在腸內合成這個營養素的也是乳酸菌。

維生素B不足的話會導致代謝遲緩，皮膚、

肚子裡的乳酸菌變少時……

① 消化吸收力降低

➡**過敏、肥胖、老化等**

味噌、米糠醬菜等發酵食品有助於消化，原因是乳酸菌會使大豆與蔬菜容易吸收；腸道裡的乳酸菌也有同樣的作用。

② 腸內開始腐敗

➡**皮膚粗糙、肝功能障礙、心肌梗塞、糖尿病、腦栓塞、過敏、癌症、老化等**

肚子裡沒有乳酸菌的話，壞菌就會釋放硫化氫、阿摩尼亞等毒素，而損害體細胞。

③ 免疫力低落

➡**過敏、風濕、感冒、癌症、老化等**

肚子裡沒有乳酸菌時，讓身體免於癌細胞、病毒侵擾的免疫細胞就會衰頹不振，或是對未消化的蛋白質或花粉產生過度反應。另外，免疫細胞也會誤認健康細胞是異物而發動攻擊。

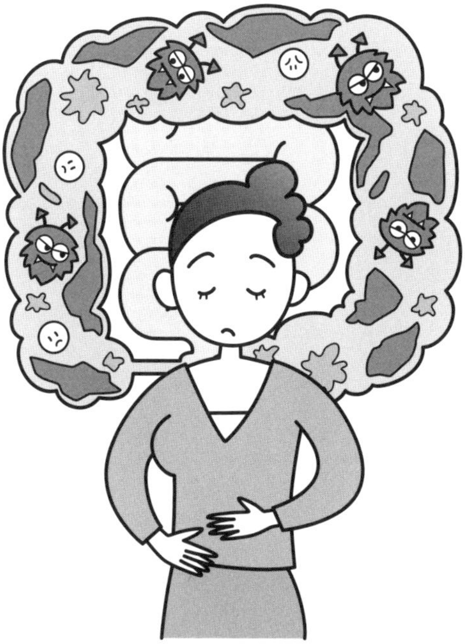

④ 缺乏維生素

➡**皮膚粗糙、過敏、感冒、老化等**

乳酸菌會製造細胞新陳代謝所不可或缺的維生素B群。缺乏維生素B群會使代謝遲緩、皮膚和黏膜組織惡化，例如：使皺紋增加、抵抗力降低。

⑤ 荷爾蒙分泌失調

➡**皮膚粗糙、癌症（乳癌）、風濕、老化等**

腸子會製造屬於神經傳達物質的血清素和女性荷爾蒙。乳酸菌一變少，荷爾蒙分泌就會混亂。

⑥ 容易感染病原菌

➡**感冒、食物中毒、老化等**

乳酸菌變少時，肚子裡的病原菌就會繁殖，而引發感染症。

⑦ 腸子蠕動遲鈍

➡**便秘、老化等**

腸子必須蠕動才能將糞便送到肛門，乳酸菌則會帶給腸子適度的刺激，促進蠕動。

黏膜組織惡化，例如皺紋增加、抵抗力衰退。

5 荷爾蒙分泌失衡

腸道會製造許多荷爾蒙，像是神經傳達物質的血清素就是其中之一，故缺乏乳酸菌時，就很容易產生荷爾蒙失衡的情況。

6 容易感染病原菌

許多從外界侵入的病原菌會被乳酸菌阻絕於外，若沒有了這道牆保護，病原菌便會在腸內任意繁殖，因而引發感冒、食物中毒等各種感染症狀。

7 腸道蠕動遲鈍

我們會感覺到便意，能夠順利排便，都是因為腸道蠕動，把糞便送到肛門，但使腸道正常蠕動，給予腸道刺激的就是乳酸菌。

因此，乳酸菌不足的話，蠕動就會變得遲緩遲鈍，而導致便秘或腸內污穢不堪。

這些問題都會使人體提早老化，造成皮膚粗糙、便秘、花粉症、異位性皮膚炎、肥胖等問題，甚至引發肝功能障礙、糖尿病、心肌梗塞、腦栓塞、癌症等重病。

那要怎麼辨呢？我們實在不能對肚子裡的乳酸菌漠不關心啊！

用乳酸菌來調整免疫平衡！

改善淋巴球的平衡，提高免疫系統的作用

腸道是特殊的免疫系統，有60％的淋巴球集中在那裡

為害人體的異物有許多種，包括細菌、病毒、寄生蟲等病原體，以及移植的臟器、血液，還有體內產生的癌細胞。

免疫系統很聰明，會在遇到某種物質的瞬間分辨出它是營養素、腸內細菌，還是有害的異物，而針對異物加以排除。

如果免疫系統的偵測過於敏感，對花粉、黴菌、蝨子、灰塵等稀鬆平常的物質也產生過度反應，那就稱之為「過敏」。

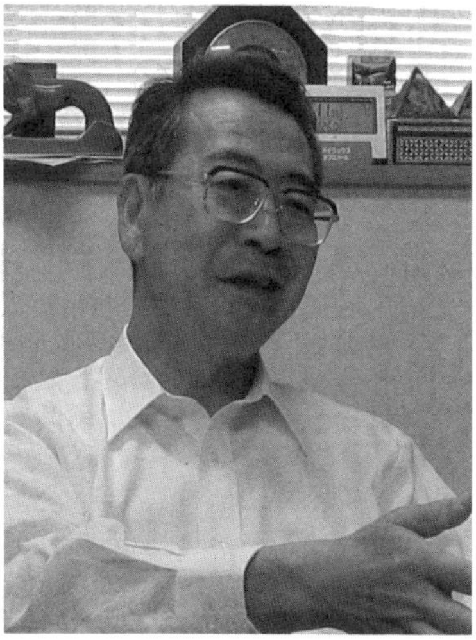

PROFILE

安保　徹（Abo Toru）

新潟大學醫學院研究所教授。1980年在美國阿拉巴馬州立大學留學時，曾針對人的ＮＫ細胞抗原CD57製造出單株抗體，因為那是第七個白血球的抗體，而取名為「Leu-7」。1989年發現胸腺外分化Ｔ細胞，而大受矚目，從此鑽研「舊淋巴球」，為盲信癌症的三大療法（手術、抗癌劑、放射線）導致自我治癒力低落的現代醫療敲響警鐘，著有《免疫革命》、《圖解免疫》等。

這些異物最容易侵入的地方就是腸道，因此腸道具備有特殊的免疫系統，而免疫系統中最重要的淋巴球有60%集中在腸道。因此可以說，**腸道是「人體最大的免疫器官」**。

腸道是歷史最悠久的臟器，像海葵這種原始的腔腸動物就只有嘴巴和腸道（參見84頁），而進化就是從這裡開始，其他臟器也都是從腸道演變來的。

淋巴球有許多種類，例如：在骨髓製造的B細胞、在胸腺製造的T細胞等，而骨髓和胸腺都是生物爬上陸地之後才出現的臟器。

換句話說，免疫系統全都源自於腸道，腸道是淋巴球的發源母體。因此，腸道免疫可以算是在初期進化階段形成的「**古老免疫系統**」。

相對的，胸腺、脾臟等免疫系統則是在進化過程中，因為必須因應新種病毒才發達起來的「**新型免疫系統**」。

免疫力的本質在於古老免疫系統部分，原因是疾病發生與治療等根本的生物體防禦是古老免疫系統力的責任，而新型免疫系統並不會終生保護我們的身體。

年輕時，來自胸腺的T細胞會大量製造，而且活躍地作用，但在20歲之前就會達到巔峰，此後就開始走下坡。

相反的，由腸道製造的胸腺外分化T細胞則會長久留存。由於腸道的淋巴球生性強健，不會隨著年齡變弱。

因此在胸腺功能達到最低的中年之後，之前潛藏的腸道就會開始扮演起免疫的主角。

腸道是掌管免疫平衡的重要臟器

在腸道免疫系統中，有一個成員擔負著重要角色，那就是免疫細胞的集合體，稱為「**派亞**

各種各樣的免疫細胞

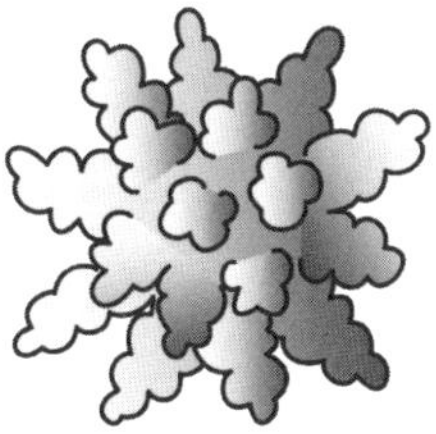

巨噬細胞

① 有阿米巴原蟲似的偽足，可以到處活動。
② 能捕食侵入體內的異物。
③ 通知淋巴球和顆粒球有外敵侵入。

T 細胞

① 在小異物或癌細胞撒上分解酵素「穿孔素」（Perforin），並加以中和、分解。
② 對 B 細胞下達攻擊指令。

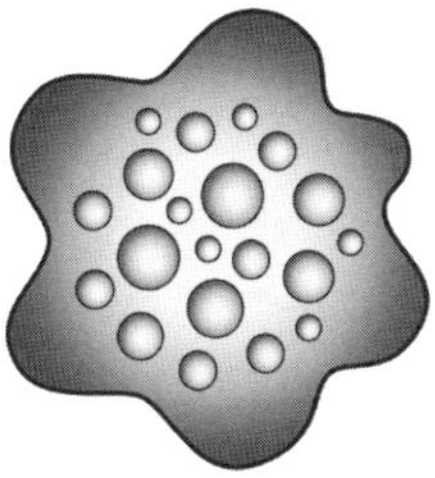

B 細胞

① 對小異物釋出抗體，使之變成無毒。
② 把異物的訊息傳給巨噬細胞和顆粒球，使兩者活化。

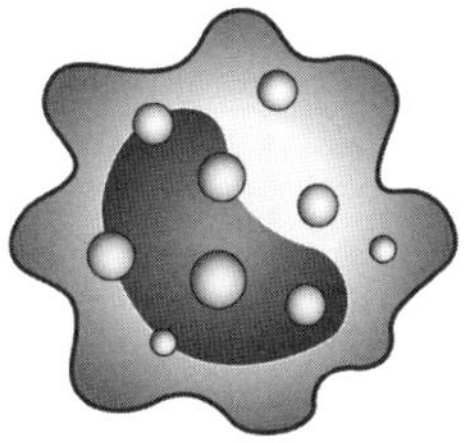

自然殺手細胞

① 分泌會殺死癌細胞的物質「顆粒溶解酶」。
② 像顆粒球一樣吃掉癌細胞，並加以分解。

氏腺」（Patches，參見134頁）。作為免疫系統前線的巨噬細胞、T細胞、B細胞、NK細胞（自然殺手細胞）等各種淋巴球都是在此集結。

而包覆著派亞氏腺的腸道上皮與一般臟器的上皮不同，有絨毛不發達的凹陷處，我們取其形狀稱為「M細胞」。

M細胞的重要工作是積極吸納腸道內的抗原，然後通知在下方待命的T細胞。T細胞就帶著這個訊息巡繞全身，指示B細胞產生抗體，讓侵入的物質不會傷害身體。

T細胞會隨著血液和淋巴液循環全身，因此具有獨當一面的能力。但也有賴於免疫細胞能夠依需要到處移動，T細胞才能發揮功能。

但T細胞若沒有得到抗原的訊息就不會活化，也就無法進入淋巴器官以外的組織。所以T細胞要遇到抗原，才能得到自由的行動力且

淋巴球數量增加的作用

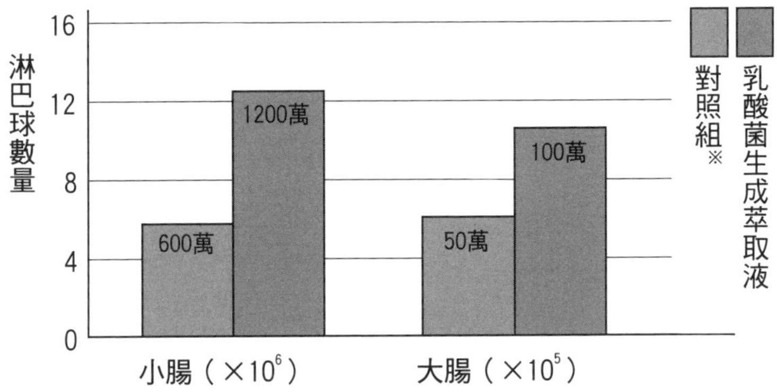

以下圖表皆刊載於歐洲的醫學雜誌《免疫學》。
Immunology Letters102（2006）74-78
※對照組：無攝取乳酸菌生成萃取液

活力大增，如此才能執行信差的角色。

換句話說，要維持全身健康，提高Ｔ細胞的行動力也是有效果的，但要做到這一點，就必須活化作為訊息來源的派亞氏腺。

有一種Ｔ細胞會使Ｂ細胞產生抗體，稱為「輔助型Ｔ細胞」（Helper）。

Ｂ細胞無法自行分裂，因此名符其實地需要輔助型Ｔ細胞的協助。輔助型Ｔ細胞可依產生的細胞激素（Cytokine），而大致分為Ｔｈ１和Ｔｈ２兩種細胞。

Ｔｈ１細胞主要是與細胞性免疫有關，會產生干擾素γ（ＩＦＮ-γ）、白細胞介素２（ＩＬ-２）等細胞激素。Ｔｈ２細胞則主要與體液性免疫有關，會產生白細胞介素４（ＩＬ-４）、白細胞介素６（ＩＬ-６）等。

我們已知，如果有某些因素Ｔｈ１細胞和Ｔｈ２細胞失衡，就會影響到免疫功能。

干擾素γ的增加作用

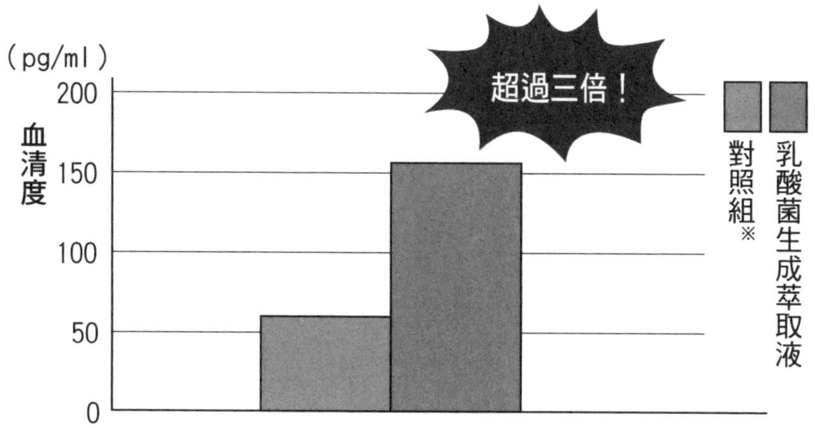

干擾素γ是有強力抗腫瘤作用的免疫物質，由Th1細胞、ＮＫＴ細胞、ＮＫ細胞等製造。

ＮＫＴ細胞的增加作用

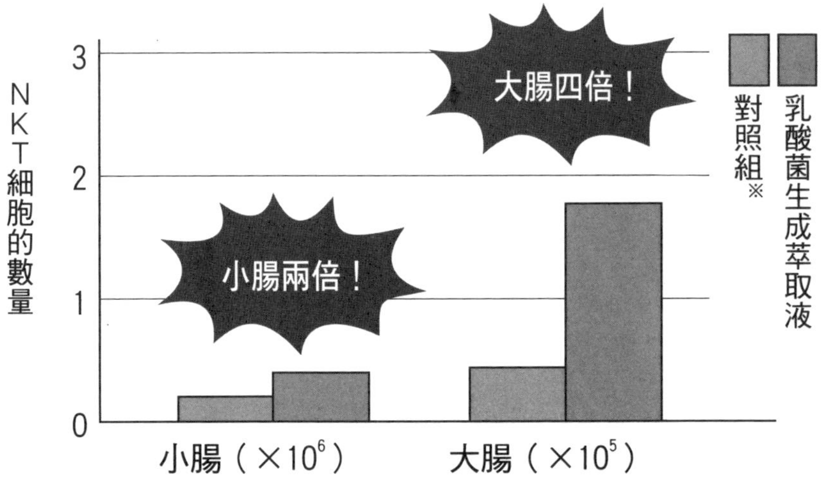

Ｔｈ１細胞居上風時，抗體會生產過剩，而自己將正常的細胞當成異物發動攻擊，或是容易產生自體免疫疾病。

另一方面，如果Ｔｈ２細胞占了上風，Ｔｈ１細胞就無法充分發揮抑制過敏的功能，人就會處於容易產生異位性皮膚炎、蕁麻疹、花粉症、氣喘等過敏症狀的狀態。

事實上，我們常常可以在異位性皮膚炎或癌症患者的身上看到Ｔｈ２細胞占上風的情況，因此讓Ｔｈ１細胞和Ｔｈ２細胞保持平衡就是維持健康的必要條件。

乳酸菌有促使淋巴球數量增加的效果！

腸內細菌能調節這兩種細胞的均衡，尤其是乳酸菌類有誘導Ｔｈ１細胞的作用，能促使Ｔｈ１細胞增加，其結果就是Ｔｈ２細胞受到抑

制，因此減緩過敏症狀。

攝取乳酸菌有助於改善各式各樣的過敏症狀。為了在科學上確定乳酸菌的威力，學者曾讓老鼠連續七日口服，含3.5%活性成分（活化細胞的能力）的乳酸菌生成萃取液。

之後則先檢查小腸、大腸內的淋巴球數量，確定ＩＥＬ（Intraepithelial Lymphocyte，上皮細胞間淋巴球）的數量約增加了兩倍，這表示乳酸菌刺激了肚子裡的淋巴球。

ＩＥＬ擔負著重要的角色，如控制黏膜免疫機制中的感染、保持上皮細胞的恆常性。可說是乳酸菌活化了ＩＥＬ，而得以加強黏膜免疫功能。

其次是調查ＩＦＮ-γ和ＩＬ-４的變化，比較攝取乳酸菌前的情況，確定ＩＬ-４沒變化，倒是ＩＦＮ-γ有明顯的增加。這意味著Ｔｈ１細胞增加了。（因為Ｔｈ１細胞對ＩＦＮ-γ作用，Ｔｈ２細胞則對ＩＬ-４作用。）

在調查攝取乳酸菌前後的變化後發現，小腸中具備自然殺手細胞和Ｔ細胞兩者特徵的ＮＫＴ細胞，其數量約增加了兩倍，大腸中的數量則增加了四倍。

不僅如此，老鼠的大腸中，為ＩＦＮ-γ擔任信差的ＩＦＮ-γｍＲＮＡ則變得很活潑。

另一方面，在攝取乳酸菌後，並未檢測出傳達ＩＬ-４訊息的ＩＬ-４ｍＲＮＡ。換句話說，乳酸菌在壓抑Ｔｈ２細胞活動的狀態下，促使Ｔｈ１細胞增加。

由此可知，乳酸菌增強了老鼠的免疫力，也改善了老鼠的免疫平衡，這也表示調整腸道的狀態，就能夠增進全身的健康。

不要說是為了減輕症狀，若是為了預防疾病而在平常攝取乳酸菌也是很有效的。

用乳酸菌來抑制腸內腐敗！

在老鼠實驗中將腸內腐敗度抑制在50％以下

雖是必須保持乾淨的地方，卻還是有許多容易變髒的因素！

為什麼浴室、廚房很容易發黴呢？因為對黴菌而言，這兩個地方都具備了良好的條件，也就是適當的濕度、營養分（廚餘等）和水分一應俱全。

同樣的情形也發生在我們的腸道，其中有充分的食物殘渣和水分，而且溫度在37度左右，跟盛夏一樣熱，最適合細菌增殖了。

對細菌來說，腸道具備著最適合也不過的條件，或許容易變髒也是腸道這個器官的宿命。

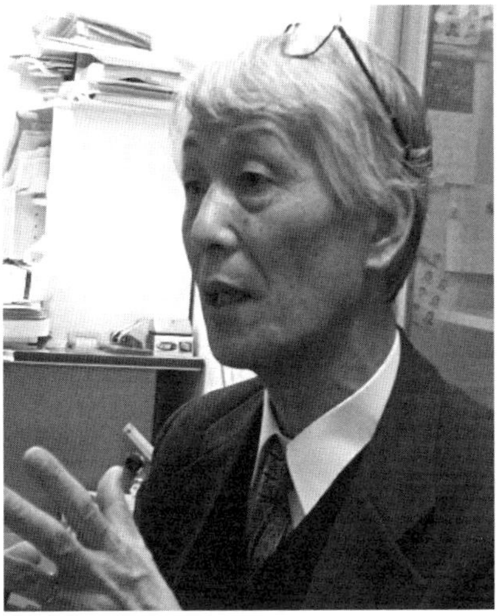

PROFILE

古川　德（Fukukawa Noboru）

生於1943年，東京農業大學研究所農學研究科農藝化學碩士。曾任該大學農學部畜產學科助理，現為該學科教授。
研究生乳及發酵乳產品中的生理活性物質。曾與他人合著《畜產食品微生物學》、《乳蛋肉的功能與利用》等。

儘管如此，為了維持生命活動，**腸內細菌**擔負著不可或缺的角色，我們歡迎牠們棲息都來不及了，但只有好菌、善菌是多多益善的。

壞菌並不是絕對有害，只是壞菌一活躍，就會製造腐敗物質，有毒性的阿摩尼亞、胺類（Amine），以及會製造致癌酵素的致癌性細菌就會在腸內增殖，增加健康受損的風險。

膳食纖維之所以會對腸道有益，是因為**膳食纖維會纏住上述有害物質，並迅速地將它們一起排出體外**。

就算健康人的消化活動進行得再順利，當食物殘渣進入大腸變成糞便抵達直腸的滯留時間差不多也要九到十個小時。

如果有便秘的情況，滯留在大腸的時間又會更久，而腐敗的物質在腸內也就越積越多。一旦形成宿便，腸道和致癌物質接觸的時間越久，引發癌症的風險就更高了。

尤其大部分免疫系統集中在腸道四周，因此要維持免疫力就不能不保持腸道的健康。如果任由壞菌蔓延滋長，不僅免疫力會降低，更可能會招來意外的疾病。

酸性是腸內的理想狀態！乳酸菌會抑制腸內腐敗

肉食終究是壞菌增加的最大因素，這幾十年來，從日本人癌症的死亡率變化，就可以察覺這一點。

以前日本的死亡原因是以鹽分攝取過多所導致的胃癌居首，但在一九七〇年之後，隨著餐桌上的食物有被歐美同化的趨勢，**大腸癌的病例也開始逐漸增加**。

目前學者已經藉由老鼠的實驗確定，每天攝

主要部位癌症死亡率的推移

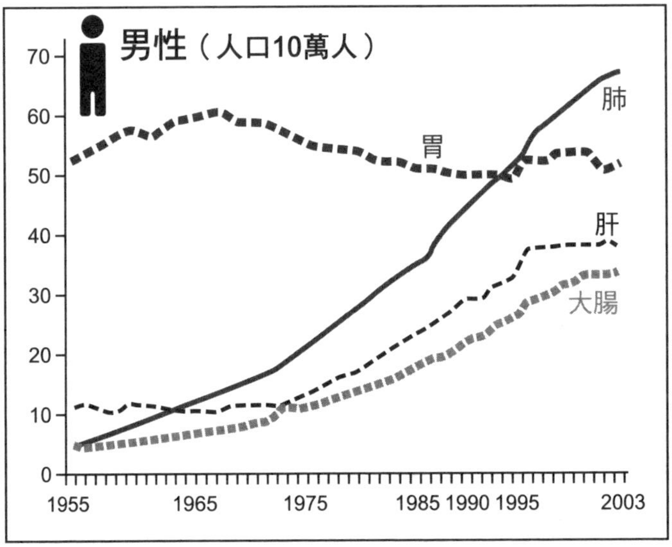

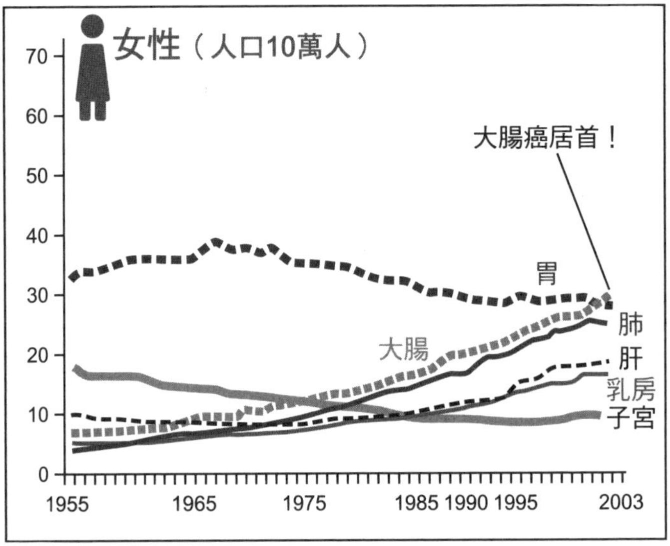

摘自日本厚生勞動省「二〇〇三年人口動態統計」

取高脂肪、高蛋白的飲食，腸內與致癌有關的酵素就會增加。換句話說，高脂肪、高蛋白的食物會讓製造這種酵素的壞菌勢力持續擴張。而實驗證明讓老鼠吃下許多肉類，牠們罹患大腸癌的比率就會增高。

益菌和壞菌的平衡會影響腸內的pH值。胃部有強勁的胃酸，以pH值來說，空腹時會保持pH值3的酸性，但是會依小腸、大腸、直腸和肛門的順序逐漸降低，從酸性傾向鹼性，對於喜好鹼性的腐敗細菌來說是絕佳的環境。

更糟糕的是，像大腸桿菌、魏氏梭菌等壞菌有使腸內呈現鹼性的作用，更加強化了鹼性的傾向。

這時就要靠著以乳酸菌和比菲德氏菌為代表的益菌抑制鹼性這種傾向。因為益菌會製造乳酸、醋酸等物質，具有使腸內呈酸性或中性的能力。

實際上，給老鼠吃高脂肪、高蛋白的食物時，如果再加上優酪乳，最後就會降低致癌酵素的活性，腸內的鹼性度也會跟著變低，而減少腐敗細菌的發生。

但是唯有和優酪乳一起攝取才有效，一旦停止餵食優酪乳，那麼致癌酵素的活性就又會開始增高。

學者也利用乳酸菌生成萃取液做過同樣的實驗，將高脂肪、高蛋白飲食的老鼠分成兩組，一組只給水，另一組則給予乳酸菌生成萃取液，然後從其糞便中所含有的壞菌酵素來了解兩者腸內腐敗度的變化。

給老鼠喝的萃取物相當於體重五十公斤的人一日飲用0.5 cc，結果老鼠飲用乳酸菌生成萃取液的期間，腸內腐敗的程度一直抑制在50％

抑制壞菌酵素的實驗結果

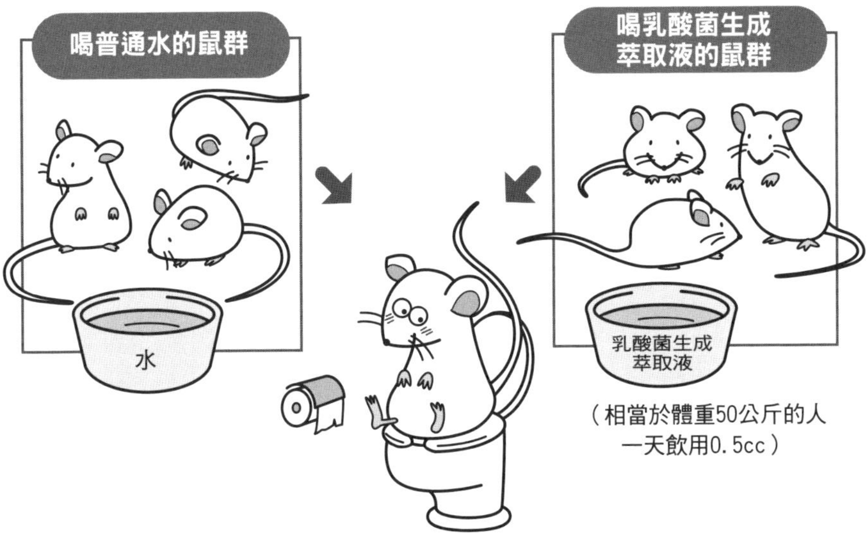

測量這段期間糞便中含有的壞菌酵素……

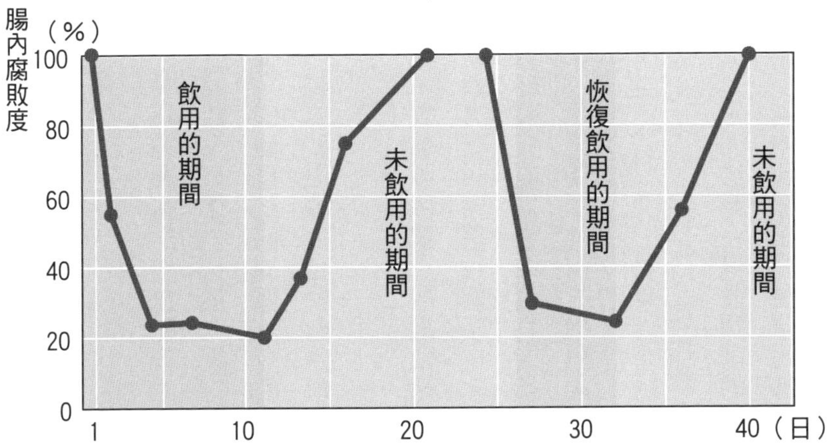

※假設：喝水的鼠群壞菌酵素活性為100時，喝乳酸菌生成萃取液的鼠群其壞菌酵素活性比例。

以下。一停止飲用，腸內腐敗的程度就逐漸上升，只要經過一星期到十天就又會恢復到飲用前的狀態。

這裡要注意的是乳酸菌生成萃取液的成分並不是活菌，而是所謂的「死菌」。優酪乳的廣告不時在強調含有活菌，但是從這個實驗可以知道，死菌也有同樣的功效。

活菌有抑制其他菌類的優點，但是在免疫方面，實際上菌體的死活是沒有關係的，重點只在於「存不存在」。

派亞氏腺在腸道免疫擔負著重要角色，其中的M細胞不論細菌死活，都會把牠當成抗原去處理（參見134頁）。這麼一來，在派亞氏腺中待命的巨噬細胞就會捕食細菌，並藉著釋放細胞激素來刺激免疫系統。

乳酸菌的種類極多！有害無益就糟了

乳酸菌的問題在於種類極為龐雜，除了有屬和種之外，還細分為株，且每一種的性質和作用都不一樣。即使是相同的種，有的株會刺激免疫系統，有的並不會，而會產生刺激的種類又有他們的差異。

不僅如此，我們腸內棲息的細菌組合是因人而異的。所以會有「伺機性感染」、「自體中毒」，以及一家人吃同樣的食物，卻只有一人腹瀉等狀況，都是因為每個人的腸內細菌生態平衡和免疫力不一樣的關係。

然而，即使是同一個人，腸內細菌的狀態也會每天改變，要遇到合適乳酸菌的機率相當低。因此優酪乳的缺點是乳酸菌的種類有限，

只有特定幾種。

如果是人工調製的化學物質，我們會認為單項物質的效力較高；然而若是食品，則成分越純效果就越低。若有幾種物質混合，使其產生交互作用，就能達到相乘的效果。

乳酸菌生成萃取液的優點是可以一起培養多種菌類，而產生更多培養液成分，萃取出每種菌類的特性。

但還有一個問題是：無法確定是否對健康人和有病在身的人都有好處。乳酸菌對輔助型T細胞中的Th1細胞、Th2細胞有平衡作用（參見123頁），因為任何一方增加太多都不好，就像翹翹板，兩者不偏不倚才是最佳的狀態。

因為偏向Th2細胞時，容易產生過敏，而偏向Th1細胞，就會發生關節炎等自體免疫性疾病。例如對過敏者有效的乳酸菌，如果會使關節炎患者的症狀惡化就不行了；而如果健康人攝取之後反而導致Th1細胞和Th2細胞失衡，也是得不償失。

由此可知，並不是所有乳酸菌都對健康有益。唯有無副作用、才能讓健康人維持身體狀態，又能使身體有異樣的人改善症狀，這樣才能夠稱為優良的乳酸菌。

乳酸菌具有提高免疫力的效果

腸道恢復青春，抑制息肉與大腸癌

腸管是人體最大的免疫器官，原因在於腸道的特殊性

長久以來，一般人都認為**腸道的主要作用就是「消化、吸收、排泄」**這三種，直到這幾年，大家才發現，原來**腸道是身負重任的免疫器官**。

現在「**腸道免疫**」已被視為人體最大的免疫系統。學者也發現到，我們的身體每天都會製造八公克的免疫球蛋白（IgA等），其中有七成是在腸道產生的。

免疫機能如此集中，當然與腸道這個器官

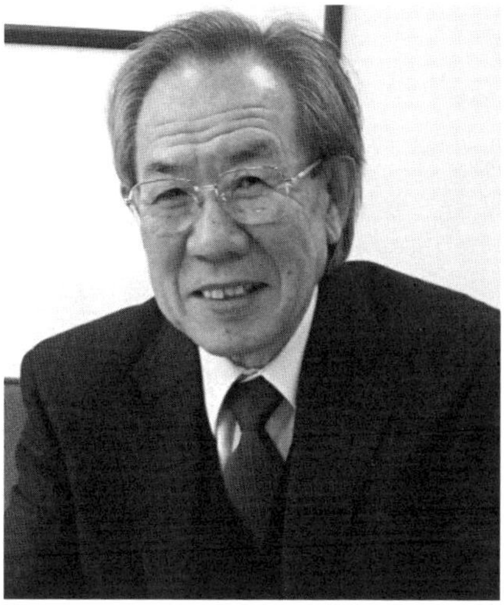

PROFILE

灘　修身（Nada Osami）

生於1936年。九州大學理學部生物學博士課程修畢。流液學機能食品研究所研究顧問。2000年之前擔任九州大學醫療技術短期大學教授，現為該大學該學部的名譽教授、理學博士。專攻解剖學。研究領域是消化管、皮膚的免疫組織化學。

的特殊性有關。首先腸道吸收營養的作用對維持生命是不可缺的（主要場所在小腸上方）。而且腸道雖然是在體內，卻能夠直接與外界接觸，所以也是細菌和病毒最容易侵入的地方。

不僅如此，糞便也是在大腸中形成的，因腐敗而產生的阿摩尼亞等惡臭，除了會傷害腸道的黏膜之外，也會隨著壞菌的增加而促使致癌物滋生。因此，要維持健康，讓腸道以其高度的免疫力來防備外敵，同時保持黏膜的恆常性是非常重要的。

高度的獨立性也是腸道的重要特徵之一。說到全身免疫的中樞，無疑就是胸骨後面的胸腺，但是腸道並不受這個免疫中樞的指揮。

腸道從活生生的動物體內被取出後還能繼續活動，可見腸道的神經和蠕動都與其他器官無關，是獨立存在的器官，而且也具有發達的免疫及荷爾蒙系統。

雖然腸道扮演的角色這麼重要，但卻只是個原始的器官，即使是被喻為「體內的皮膚」的腸黏膜，其構造也不像由幾層細胞形成的皮膚那麼地複雜。

乳酸菌能使腸道恢復年輕

體力和身體機能隨著年齡增長而逐漸走下坡是很自然的現象。免疫力也一樣，會因年紀增長而逐漸低落。

胸腺約是在20歲時步入高峰，然後逐漸變小，過了60歲，就會縮小到和嬰兒時期差不多的程度。至於腸道，則是大約在青春期之前就開始變差。

又例如淋巴球，雖然是免疫系統的主角，年輕時可以在闌尾中看到排列緊密的淋巴球塊，但是在35歲過後就會完全消失。這時，淋巴球

已經結束了它作為免疫器官的角色。

以老鼠做實驗時，針對7週大和45週大的老鼠，比較其派亞氏腺的胚細胞（細胞分裂中心），就會發現胚細胞的大小會隨著年齡增加而萎縮，腸道的免疫力會明顯減弱。

而能夠為減弱的速度踩煞車的就是乳酸菌。那麼乳酸菌是如何對免疫器官產生作用呢？其中有一個重大作用是**活化派亞氏腺**。

腸道免疫的司令塔是迴腸裡的派亞氏腺，這裡存在著各種作用的免疫細胞，等著迎擊侵入腸道的抗原。

而負責引發免疫反應的是具有複雜形狀突起的樹狀細胞，碰到抗原時，會向輔助型Ｔ細胞傳說：「有這種抗原進來了。」

活化的Ｔ細胞會促進Ｂ細胞（淋巴球）分裂、增殖、分化。這麼一來，Ｂ細胞會離開派亞氏腺，經過胸管到達腸道的黏膜附近（黏膜固有層），在最終分化後搖身一變為製造ＩｇＡ的細胞。

以這個過程製造的ＩｇＡ會從腸黏膜表面分泌至腸道內，去除細菌、病毒的毒性，或是加以排除。在這個過程如果有乳酸菌介入，就會產生增強免疫的效果。

首先會由派亞氏腺上皮的Ｍ細胞吸收乳酸菌，再由樹狀細胞引進，透過免疫系統的細胞來活化腸道免疫。

此增強免疫的作用與其說是來自於乳酸菌，不如說是藉由從菌體物質和分泌物構成的乳酸菌生成萃取液來提高效果。乳酸菌生成萃取液有一個特徵，就是利用死菌，這方面和優酪乳截然不同。

尤其這與頗受矚目的「益生菌」（Probiotics）完全相反。益生菌的定義是：調節腸內菌叢平衡，對維持身體的恆常性有幫助的「活菌」。

或許每個人都以為只有活菌對身體有用。

可是，活菌不見得比較好，因為一碰到強烈的胃酸，在還沒有抵達腸道就死了。就算能夠倖存，若不能在腸內常駐的新菌不過是「通過菌」，在腸道裡定居的機率極低。

為什麼死菌比較好呢？原因還不明確。只是細菌的細胞和我們人類不一樣，其細胞膜的外側還有一層細胞壁，有複雜的網眼構造，學者推測，線索或許就在那裡。

活化免疫機能，藉以抑制息肉和大腸癌

透過老鼠實驗，可以證實乳酸菌生成萃取液可以活化腸道免疫。

用乳酸菌來活化派亞氏腺！

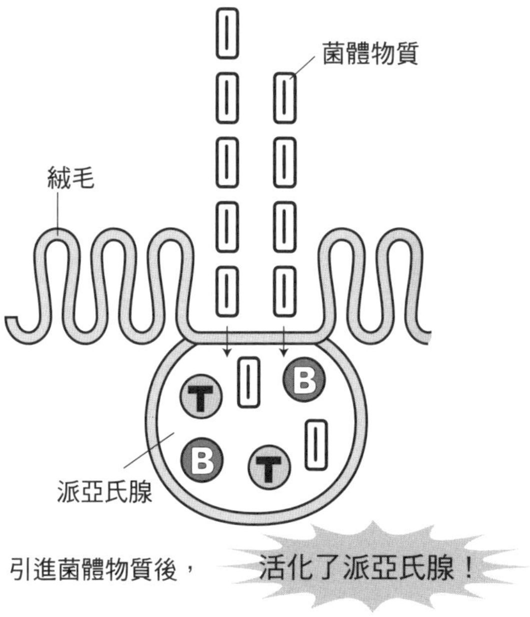

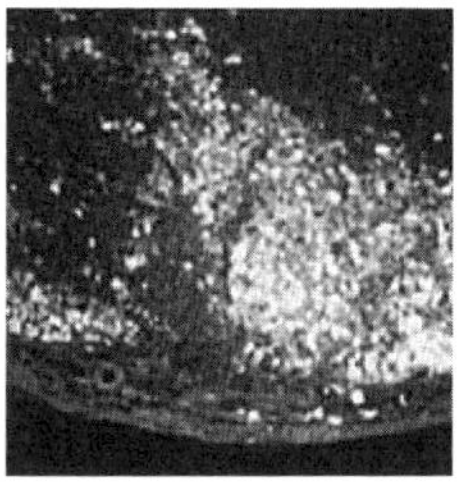
老年老鼠的派亞氏腺，其胚細胞（細胞分裂中心）已萎縮、變形。

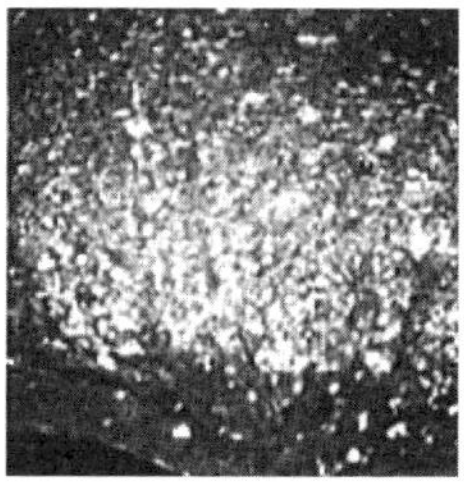
老年老鼠服用乳酸菌後的胚細胞，乳酸菌生成萃取液有顯著的增強免疫效果。

從老年老鼠的派亞氏腺可以看出，胚細胞因為增齡而萎縮，但一旦服用了乳酸菌生成萃取液，胚細胞就會再度活化。換句話說，腸道會恢復年輕，免疫力也隨之增強了。

這種力量是來自於乳酸菌生成萃取液中含有的胜糖（Peptidoglycan）與核酸等菌體物質，這些物質具有提高免疫力的作用。

學者也針對腫瘍進行老鼠實驗。先給老鼠注射致癌物質二甲基聯胺（ＤＨＭ），使之罹患大腸癌，再研究服用乳酸菌生成萃取液是否會影響到腫瘤的發生率。

結果給老鼠注射ＤＨＭ後，經過24～26週，沒服用萃取物的腫瘤發生率是百分之百，而有服用萃取物的則減到76％。

又為了了解發生初期的大腸微小腺瘤，同樣在老鼠身上注射ＤＨＭ後，經過15週時間再檢查最容易產生癌細胞的腸道末端10％的部分（肛門邊），發現：未服用萃取物的老鼠出現了將近30個微小腺瘤，然而有服用萃取物的老鼠，卻在長出10個微小腺瘤後就停止了。

這主要是因為細胞產生了所謂的「凋亡作用」（Apoptosis，相對於一般「細胞壞死」的死亡模式），而在長癌的初期階段加以壓制。

雖然還不能確定為什麼能夠抑制癌細胞增殖，但有一個因素可以考慮，那就是自然殺手細胞或Ｔ細胞受到活化，而得以陸續排除癌化的細胞。

換句話說，乳酸菌生成萃取液不僅能防止初期發生的大腸腫瘤，也能明顯抑制微小腺瘤之後發生的息肉和大腸癌。

乳酸菌生成萃取液和藥物不同，沒有劇烈的效果，因此可以長期服用，攝取過多也不會有害。平常當成維護健康的營養補充品使用，就可以抑制疾病，預防免疫力降低。

抑制大腸癌的實驗結果

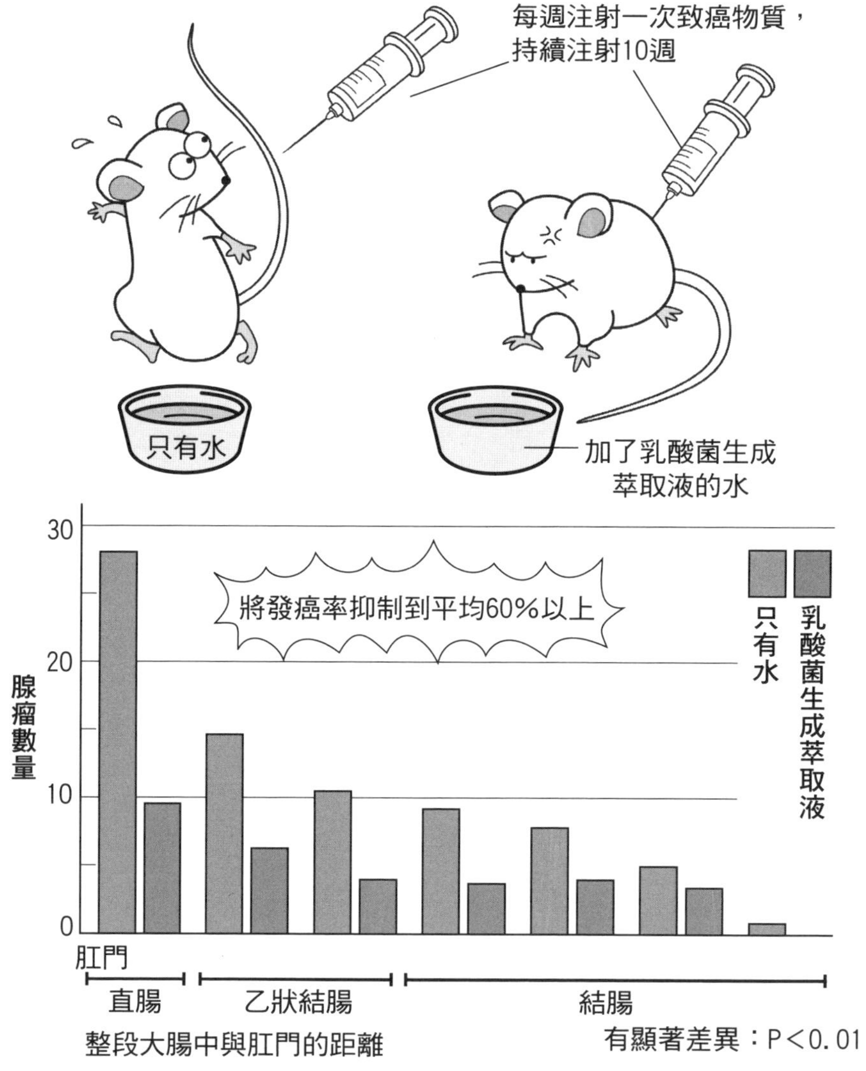

載於希臘醫學雜誌《腫瘤報告》
ONCOLOGY REPORTS 8:1073-1078, 2001

●各種經由研究得知的乳酸菌效果

你可曾因為產品有「乳酸菌」這三個字，就以為「一定對身體有益」，而盲目地購買呢？

乳酸菌的研究進展驚人，與乳酸菌有關的食品也在市面上充斥，可是每一種的功能都有很大的差異。我們可以依腸內的運作方式將乳酸菌分成三種：「益生菌」、「益菌生」（Prebiotics）和「益生菌生成物」。

「益生菌」主要是指會在消化管發揮生菌作用的生菌添加物，乳酸菌、納豆菌、酪酸菌等，生菌劑或優酪乳都屬於此類，對於改善腸內微生物平衡有很大的貢獻。

「益菌生」的代表是不易消化的寡糖（Oligo）和膳食纖維，可以不被胃、小腸分解、吸收而抵達大腸。除了有助於增加結腸內的益菌之外，也能抑制壞菌增殖，並淨化腸內環境，對宿主來說是有雙重效用的食品。

這兩種都是直接對腸內菌叢作用，「益生菌生成物」在這方面就不一樣了。益生菌生成物是新的概念，最大的特徵是不透過腸內菌叢，而直接對生物體作用。含有強化免疫物質的生理活性胜（Peptido）、植物類黃酮素（Flavonoid）、乳酸菌的菌體物質等都可列入此類，含有對免疫賦活（給予活力）、降低膽固醇、降血壓、生物體調節、生物體防禦、疾病預防等有助於維持恆常性的食品成分。

乳酸菌研究的焦點是放在活乳酸菌上，不過近來又進一步轉移到分泌物、菌體物質（構成菌體的物質）。已發表的研究成果不少，在學術實驗方面有本文介紹過的「致癌物質抑制實驗」、「免疫機能活化實驗」、「派亞氏腺活化實驗」、「大腸癌抑制實驗」等，以及我們將於Part 4介紹的臨床資料，例如：血液淨化作用、對癌症患者生活品質的提高、對過敏患者體質改善等。

市面上有無以計數的乳酸菌產品，請務必充分了解每一種的特徵，再依目的選購。

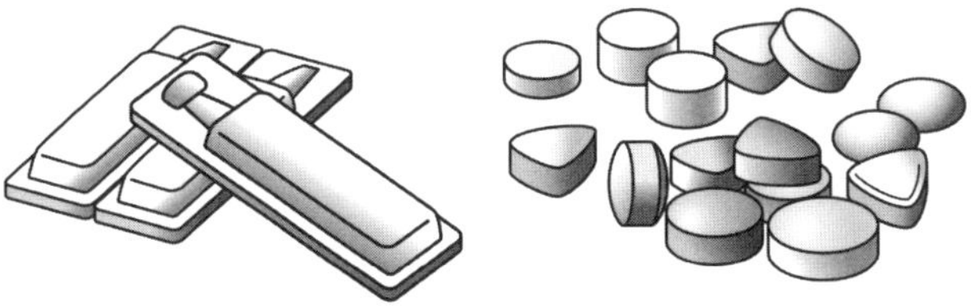

PART 4

改善腸內環境所得到的各種效果！

具有提高自我治癒力、抑制過敏、使血液變得清澈、洗腎患者的血液淨化等效果。

在本單元我們要介紹的是在醫療現場工作的醫生心得，讓讀者了解乳酸菌會為我們的身體帶來什麼效果、乳酸菌的潛力，以及如何營造不生病的身體。

重點在於如何「自己治癒」和「培養自己預防的能力」。只要有心去做，你就能夠靠自己的力量擁有不生病的身體。

請盡可能實行本書所介紹的各種方法，使腸道變成有許多益菌的乾淨場所，為多采多姿的健康生活和充實人生踏出第一步。

乳酸菌能淨化血液

可望淨化洗腎患者的血液！

要改變個人的意識，懂得活用自然的力量

「醫學之父」希波克拉提斯說過：「人類離大自然越遠，就離疾病越近。」這個想法也適用於現代。

隨著醫療技術日漸發達，強效藥物不斷出現，人類喪失了原本具有的「**自己治癒的能力**」（自然治癒力），仰賴文明利器的生活使人類身體的機能逐漸衰弱。

儘管如此，要再回去過著原始的生活是荒誕

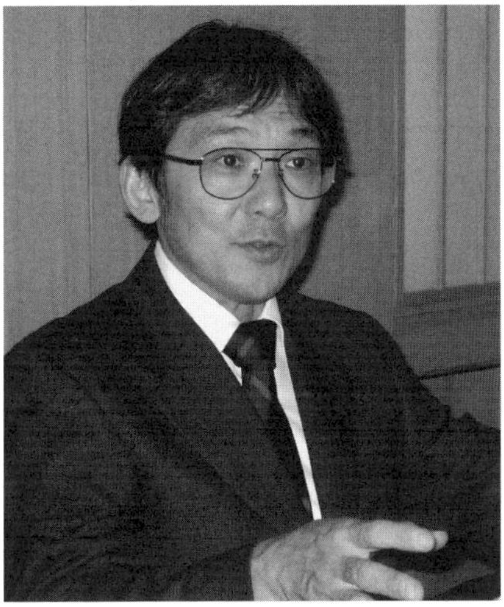

PROFILE

川嶋　朗（Kawashima Akira）

生於1957年，北海道大學醫學院畢業，在校時即創設、主持東洋醫學研究會。東京女子醫科大學研究所修畢。曾留學哈佛大學醫學院、麻州統合醫院。
1988年在大學設置替代醫療研究會，曾就職東京女子醫大腎臟病統合醫療中心等機構，現為東京女子醫科大學附屬青山自然醫療研究所診所所長、東京女子醫大副教授。

無稽的想法。即使有人說：「你會生病是因為工作壓力，所以要馬上辭掉工作。」你也會覺得不太可能照做。

病患在病痛上身之前，應該都各有生活、工作和立場，都是獨立的個體。出現同樣的感冒症狀時，有的人會說：「明天有重要的工作，無論如何都要退燒。」有的人則會堅持「一定要徹底治療。」

我所做的自然醫療是不被西洋的醫學觀念所束縛的，講求綜合運用中醫、針灸、氣功、營養補充品等療法，根本的目的是引出個人所具有的「自然治癒能力」。

但很遺憾的是，雖然世界上已經出現**自然醫療**或**統合醫療**的趨勢，但日本對於這方面的了解卻還很薄弱。

人的身體有自律神經系統、代謝系統、內分泌系統、免疫系統等，如同網絡複雜地交織運作，西洋醫學的治療法反而有不少是在擾亂這些系統。

例如：用來治療氣喘症狀的β刺激藥雖然會使支氣管擴張，但卻會引發心悸、冒冷汗等症狀，使自律神經紊亂。

而像服用副腎皮質荷爾蒙時，副腎會萎縮，而降低分泌荷爾蒙的機能。還有口服ＳＵ類糖尿病藥劑會對胰臟作用，產生許多胰島素，但久而久之都會使得胰臟變弱。

一般人以為自然醫療完全不採用這些藥物，其實還是會依需要使用。但醫生執業的精髓是盡量運用自然治癒力的原則，會不斷地檢討是否真的需要某種藥物、自然醫療的方式是否真的行不通。

現代人一定要改掉「生病就要吃藥」、「生病去看醫生就好了」的這種想法。

決定生活的目標，再去推敲需要什麼

疾病其實是很主觀的，要到什麼程度才叫生病是因人而異的。患者會自己決定是否「生病了」。也許其他人也有同樣的症狀，但卻不會認為那就是生病。

也就是說，**「活著的意義」有千差萬別**，什麼樣的情況叫做生病，又該如何才不會生病，一切都要靠自己決定。

想要大吃美食三天後死去，或是徹底養生以便再活三十年等之類的想法都太極端了，我們應該在這兩者之間選擇適合的著眼點。

要培養不生病的身體，達成自己所決定的目標，就要先去思考自己需要什麼。

我通常會花很多時間聆聽患者的心聲，因為我覺得參考這個人的生活方式、環境、家庭、收入、工作以及以後要怎麼生活，或是要怎麼死去、是否幸福等說法，之後才提出適當的方法，或建議是我們醫師的工作。

因為這樣，才不會以為患者罹患的疾病相同，就採取同樣的治療法。如果這麼做法就可以，那根本不需要醫師診斷，想要買藥就按一下自動販賣機就沒事了。

每個人只要停止忽視健康，攝取簡樸的飲食，照著生活手則實行健康法，就可以過著與生活習慣病或癌症無緣的生活。

可是我們既然是人，就難免會有各式各樣的欲求，很多地方都無法妥協。面對這樣的患者，我會去思考如何去彌補他做不到的地方。

然而，談到改善生活習慣以外的層面，現今的西方醫學治療終究是有限度的。

運用營養補充品就是從這種想法延伸出來

的。對於想要攝取營養補充品的患者，我都會提醒他們：「這些商品都沒有人類實驗的資料，只有使用在動物身上的數字，或只做過細胞實驗而已。你覺得可以接受嗎？」營養補充品通常所費不貲，像是用金錢補償應該對身體投注的心力，如果當事者理解之後還是願意使用，那也無可厚非。

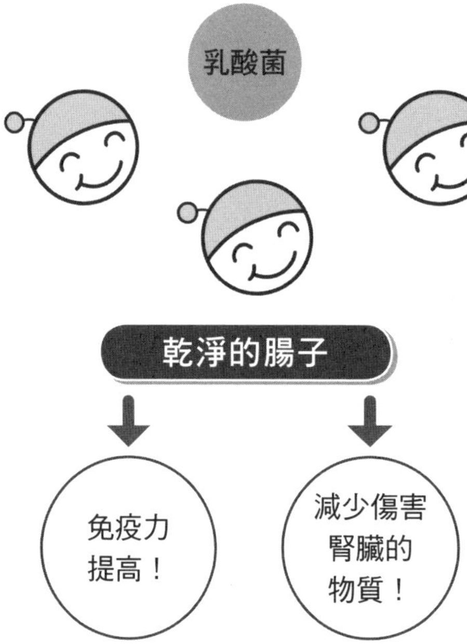

淨化洗腎患者的血液

到目前為止，我診治過許多腎臟疾病的患者，深深感覺到，腸道真的對腎臟作用有很大的影響。

尿毒素這種物質有一部分是在腸道製造，只要腎臟正常運作，就會隨著尿液排出體外。可是腎臟變差時，毒素就會進入血液。

血液一受到污染，當然會對全身機能造成不良影響。所以維持腸道理想的狀況，對腎衰竭的患者來說特別重要。

你知道洗腎患者在為什麼症狀所苦嗎？根據統計，全日本有二十五萬名洗腎患者，其中半

數覺得關節等部位疼痛，有四分之三的人抱怨全身發癢。又因為洗腎患者的免疫功能低落，罹患癌症或感染症的比率又比一般人來得高。

因此，不論是醫師還是患者本身，只要聽到什麼有效的營養補充品，就會想要買來嘗試。

有一種產品我試過之後覺得效果不錯，那就是乳酸菌生成萃取液。其中所含的成分並不是活乳酸菌，而是乳酸菌的菌體物質和分泌物，藉以增加常在菌，最令人訝異的特點是附有人類腸黏膜的資料。

洗腎患者喝了乳酸菌生成萃取液之後，血液中的硫酸酚（Indoxyl Sulfate，一種尿毒素）數值就降低了。這表示腸道變乾淨了，傷害腎臟的有害物質跟著減少，免疫力自然升高，確實有一舉兩得的功效。既然這樣，當然可以讓洗腎患者使用，也可以考慮讓洗腎前的患者嘗試，作為減少洗腎人數的新武器。

但如果你以為「只要服用營養補充品就沒問題了」，那就錯了。若自己不肯努力，只想依賴營養補充品的功效，是絕對不可能出現好的結果。

而且營養補充品不是藥物，不見得會在每個人身上出現明顯的效果。這方面要有「三成打擊率就算傑出」的觀念，不能有過多的期待。

日本以後勢必會更進一步削減醫療費、增加病患負擔的部分，因此更有必要讓自己不生病。畢竟現今社會是一個更需要靠自己去保護自己的時代。

擇取各方優點來提高自我治癒力

不受西方醫學常識所縛，採用有效的營養補充品

「癌症＝死亡」是錯誤的偏見！為免疫細胞打氣

來醫院的人大多都會說：「我不舒服，請幫我治療。」可是在我認為，自己的健康應該是要靠自己去維護的。

不管症狀輕重，任何疾病都是長久逞強和壓力所引發的。長期持續不健康的生活習慣，當然身體會出現異狀。

這也是因為免疫細胞失去活力，而讓病原菌和病毒滋生的關係。

本來**我們的免疫力（自我治癒力）潛藏著不**

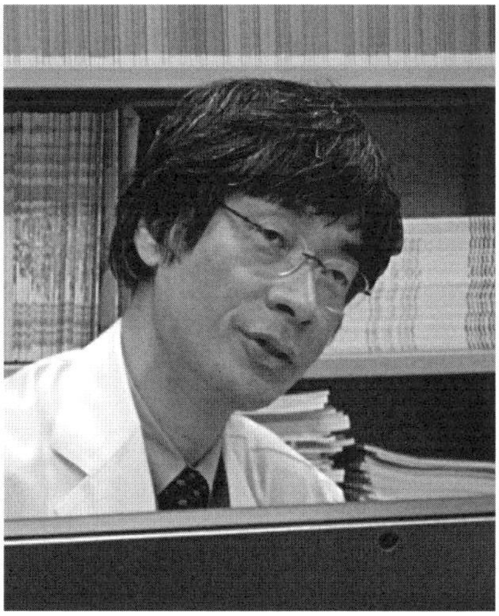

PROFILE

水上　治（Mizukami Osamu）

1973年弘前大學醫學院畢業，1985年取得東京醫科齒科大學醫學博士。1994年於美國羅瑪琳達大學衛生研究所修畢，取得公眾衛生學博士。
曾任東京衛生醫院健康增進部長，現為健康增進診所的院長，也兼任EMB for natural products推進協議會理事長、國際統合醫學會常任理事、黏膜免疫研究會理事等許多替代醫療研究會要職。

輸給癌細胞的力量，但卻被癌症打敗，原因就是免疫細胞的力量沒有充分發揮。

生活習慣病是持續一、二十年才會導致自身免疫力降低的生活方式，可以說是當事者的生活反映，而容易被另眼看待的癌症其實也是一種生活習慣病。

即使同樣是大腸癌的患者，每個人的症狀都不一樣，當然癌細胞的模樣也就各不相同。

疾病的成因會因人而異，不能說罹患的疾病相同，就可以斷定存活時間。只要改變生活習慣，過著能夠使免疫細胞恢復生氣的生活，防止癌症復發或延緩惡化的時間並非不可能。

心理因素對免疫力也有很大的影響。在患者燃生希望的瞬間，自然殺手細胞（參見121頁）就開始活化的情況是很常見的。

與其告訴患者：「你只能再活一年」，還不如讓患者知道：「只要提高自我治癒力，狀況就會跟著改善」，如此患者自然會振起精神，達到提高自我治癒力的終極目標。

預防醫學才是醫學的本源
從做得到的部分開始改善生活！

現代的癌症治療以西方醫學為根據，若僅將不好的地方割除就算治好，嚴格說來只治標不治本。就像是有小火災發生時就只是澆澆水而已，如果不徹底根除容易起火的環境，小火災還是會再發生。

我認為要把**預防疾病放在第一位**，因而不受西方醫學常識所束縛，在治療中積極引進「**替代療法**」，藉著改善生活習慣來提高免疫力和自我治癒力。

預防醫學講求「壓制疾病的發生」，這原本應該是醫學的主流，卻被冷落在一旁。以致預

防醫學方面的治療在日本不適用於保險，不禁讓人覺得這種醫療體制是扭曲的。

那麼想要斬除病根，究竟該怎麼做才好呢？基本上就是要養生，例如：攝取大量蔬菜、多做運動、不累積壓力、不吸菸等，採取良好的生活方式。

養生的方法很多，我認為**決定人類治癒力的主因不外乎三點：正確的飲食生活、適度的運動、身心的放鬆**。

實際上從統計資料就可以知道，若要遵守這三點，就可以降低疾病發生的可能性。

即使只能做到重點，但只要以自己的方式改變生活，就能大幅度地改善情況。

任何人**多少都有不合乎養生的偏好，但是做不到完美也無所謂**。偶爾酒喝多了，或是吃下厚厚的牛排，就從第二天開始恢復健康的飲食。如果連續幾天都熬夜工作，就在假日做做

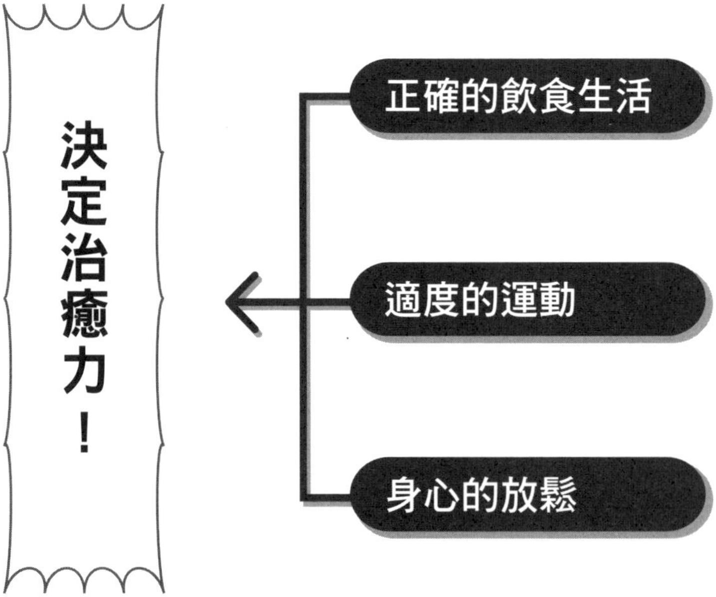

運動，放鬆心情。必須像這樣不斷地修正傾向疾病的生活軌道，絕不懈怠。擁有這樣的生活態度，就一定能在日後形成差異。

對於替代療法，確實有許多醫師以沒有證據、不科學為由出聲批判。可是我也很想問問他們：「抗癌藥治療不也是一樣？」

「擇優引用」療法沒問題！用乳酸菌來提高生活品質

日本的抗癌藥審核標準實際上不是「延長壽命」，而是「縮小」。而且只要有兩成的機率，亦即一百人中，只要有20名患者的癌細胞體積縮小到50%以下，就可以得到抗癌藥許可，標準極為寬鬆。當然副作用也很大，更有1~2%的患者死於副作用。

最可怕的是，「縮小癌細胞的藥物不見得能延長壽命」，因為在縮小癌細胞的同時，也會降低病人的生命力。正因為沒有其他辦法，就不斷地投予昂貴的抗癌藥，而導致壽命縮減。

儘管如此，卻有許多醫師不喜歡患者依賴營養補充品。確實，營養補充品是名副其實的補充用途，服用的人不見得都能產生顯著的效果。

但是這類東西沒有副作用，只要一百中人有一人顯出強效，至少對這個人來說，營養補充品就是仙丹妙藥。

由於沒有保險給付，費用較高，但患者應該有選擇營養補充品的自由。這是以重視「個體」為出發點的想法。

傳統的癌症治療總是忽視個體，從「團體」的角度來處理事情，不僅不是以患者為主，也

說不上科學。

要維持健康，**腸內免疫和從旁協助的腸內細菌特別重要**。腸內細菌的影響不只在於腸內，也牽涉到全身的免疫系統，因此極為重要。

只要平常不要完全忽視養生，就不必那麼辛苦，但是在無法盡如人意的現實中，採用安全性高的營養補充品來彌補，對健康仍然是相當有幫助的。

增加益菌，就可以提高免疫力。我從臨床經驗得知，乳酸菌有助於改善腸內環境，對防止癌症復發或移轉也有很高的效果。

乳酸菌不僅能延緩病情惡化，也有極少數腫瘤縮小或消失的例子。而最重要的是，幾乎所有患者都覺得**生活品質**提升了。

攝取乳酸菌系列的營養補充品能減輕抗癌藥劑的副作用，這是眾所皆知的，而且會使主作用（抗癌效果）變大。這是因為乳酸菌的營養補充品能增強免疫力、自我治癒力，當然有助於提高抗癌藥劑的效果。

單獨使用抗癌藥劑會減弱生命力，但若能同時啟動自我治癒力，就能提高整體的主作用。

結論是：「只靠抗癌藥劑或營養補充品都不會有好結果」。正因為如此，大可正正當當地「擇取各方優點」，這就是統合醫療。

我們的身體備有大量可靠的免疫細胞。如果你不提高自我治癒力，什麼病都無法根治。既然擁有免疫細胞，就要採取能充分活用這些細胞的生活方式，這才是治癒的捷徑。

黏膜、腸道和乳酸菌的密切關係

乳酸菌對過敏也有效

人體不是單純的機器 身、心、靈是三位一體

每個人都希望盡量不要生病，可是就某方面來說，人體本來就是會生病的。或許可以說原本就不耐疾病。

因為每個人都很容易在生活中做出違背健康的事情，疾病就是一種重要的訊號，為生活中的錯誤敲響警鐘，讓我們察覺這件事。

那麼，生病與否的分際究竟在哪裡呢？在於立刻察覺這個訊號，以及**是否能努力去培育均衡的身體**。換句話說，來醫院訴說身心異常的患者通常是無法察覺這個訊號，或是已經察覺

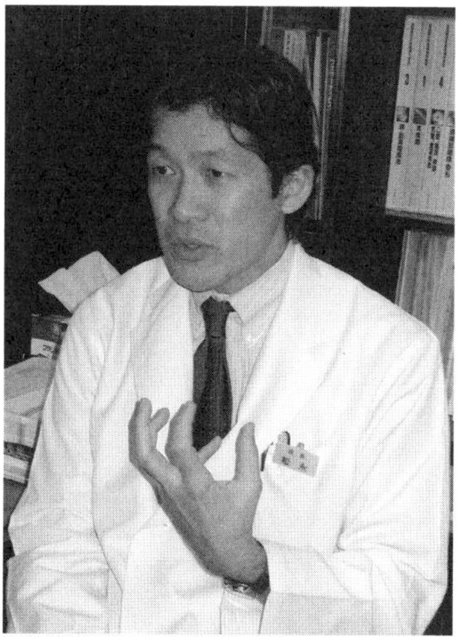

PROFILE

松永　敦（Matsunaga Atsushi）

生於1960年，關西醫科大學畢業。大阪大學耳鼻咽喉科研修一年後，於東京大學聲音言語醫學研究機構研究咽頭生理學（尤其是唱歌時的咽頭生理）。目前為大北醫療診所院長，也在以大阪大學為主的醫療機構執行聲音機能外科手術。在神戶女學院大學主持聲音生理學、聲音心理學講座。也負責全身健康的諮詢，不局限於專研的耳鼻咽喉科。

到，但卻沒有修正生活的軌道，而無法改變生活方式。我認為當一個醫師如果只是為患者做檢查、下診斷，然後開藥，那與管理藥物的人沒什麼差別。

在削減醫療費用已成為迫切問題的醫療界中，已經有臨床藥劑師這個職稱，形成將醫師的權限授予藥劑師的趨勢。

依我的想法，醫師應該是全身健康的諮詢師。本來疾病就不會只出現在腸道或鼻子等特定部位。例如我的專科是耳鼻科，但有時候也會在診療室中察看患者的腳底或肚子。

有的患者會很驚訝，但是身為醫師，有必要了解患者從頭到腳的所有情況。

生病是因為當事者在日常生活中犯了某些錯，才必須去探查出來。充分運用患者所發出的訊息，深入了解其生活方式，才是醫師真功夫的展現。能告訴患者哪裡的情況不對，然後提出治療的選擇方案，提供健康諮詢，才是所謂的「良醫」，不是嗎？

過敏、黏膜、腸道與乳酸菌的密切關係

耳鼻科的疾病多半與黏膜有關。**黏膜**雖是體內的器官，卻能夠接觸外界，所以是眾所熟知的**重要免疫機制**。

然而，依長年診察患者黏膜的經驗，我發現現代人的黏膜非常脆弱。過敏、花粉症患者之所以會有增多的趨勢，問題就在這裡。越來越多人患有血管運動性鼻炎，一遇到稍許的冷熱溫差就會流鼻水。

抗組織胺雖然有助於抑制鼻水，但是卻會有口部或喉嚨乾渴、嗜睡等副作用。如果採取傳統的做法——用熱毛巾溫熱鼻子四周，然後在鼻下塗點凡士林，情況就會好多了，當然也沒有副作用。

藥物幾乎都帶有副作用，藉由藥物壓制不舒服的症狀，疾病的訊號就會變得模糊不清，讓人無法知道身體已經失衡，最後導致多種疾病上身。有時使用成藥也有其必要，但是對身體來說，那畢竟是不自然的異物。

天然的東西最好，飲食也一樣。尤其是當令的食物，含有當下所需的豐富維生素和礦物質，能讓我們自然地吸收。活用當令食材的烹調法並細嚼慢嚥，就能提高自我免疫力，也就不會經常感冒，或感到煩躁不安。

然而，日本蔬菜的維生素和礦物質含量在這幾十年間急劇減少，這是因為土壤受到農藥的傷害。而且現代人和以前的人相比，食用米糠醬菜、味噌等發酵食品的分量也減少了。

精製穀物缺乏重要營養素，蔬菜也沾有農藥，含有大量添加物的加工食品對身體也沒多大好處。

要保持正常的黏膜狀態，重點在於**免疫平衡和日常飲食**。這兩者都與**腸道的健康**有密切關係。而加強黏膜的方法之一，就是**增強腸內乳酸菌的力量**。對於調節腸道活動、免疫機制來說，乳酸菌都是不可或缺的。

問題在於口服的乳酸菌無法在腸道裡駐留，就像跟別人要來的米糠醬菜用醃床，不只是加上新的米糠就沒事，還必須每天攪拌，自己培育才行。如果體內的乳酸菌沒有增加，那麼就算吃再多的乳酸菌也沒有意義。

就這方面來說，優酪乳之類的乳製品無法讓人達到充分的效果。喝多了只會使身體吸收過多的蛋白質和熱量，而且許多日本人有乳糖不耐症，並不適合飲用。

許多患者確實感覺到過敏症狀減輕了

我從臨床經驗真切地感覺到，**保護腸道可以**

緩和過敏。

在這之前，我曾以過敏、癌症、消化器官的疾病為主，讓患者服用乳酸菌補充品，結果在多達四百五十個病例中，有六成以上的患者確實覺得過敏或花粉症減輕，尤其是異位性皮膚炎患者特別顯著。

而且不僅腸道的狀況、排便感、糞便、排出的臭氣改善了，也有少數患者表示，肩痛、肌肉痛、關節痛、頭痛、月經痛、膚質、手腳冰冷、低體溫等症狀也有好轉。

本來乳酸菌補充品就沒有藥物的速效性，而且並不是對所有人都有效，但重要的是「無害」這一點。

就算沒有得到特別的效果，至少症狀沒有惡化，不會出現副作用，而且就乳酸菌生成萃取液來說，並沒有服用過度的問題。這一點相當具有革命性，因為誰都知道維生素類的營養補充品對身體有益，但除了維生素C之外，服用過多都對身體有害。

從醫師的立場來看，這種補充品還有一個優點，就是不需要詳細說明使用方法，可以依患者自己的判斷去服用。

有許多人上了年紀之後，或許是害怕生病，一聽說什麼東西對健康有好處，就會馬上採用。近年來也有「抗老化」的潮流，目的是預防老化，或是恢復年輕，在這方面我反倒覺得「好好地變老」這個想法比較適當。

越想抵抗年紀增長，越會深陷其中，無法自拔。要去接受年紀增長的事實，把它看成理所當然，同時去察覺每一時期的自己，輕鬆自在地活下去，不就是健康的條件嗎？

疾病是身體所發出來的「訊號」，只要去察覺就好了，不需要害怕。

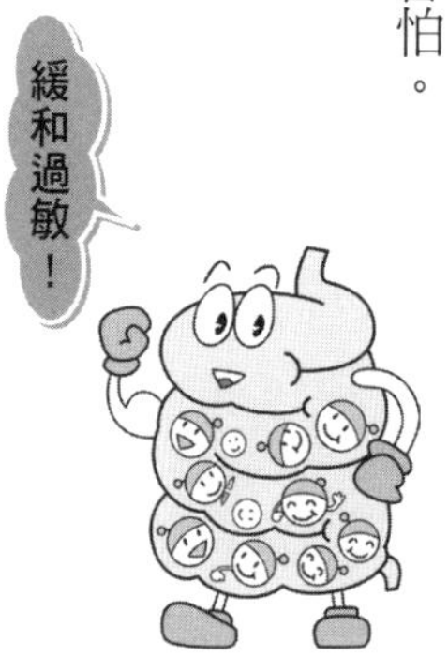

血液因醫食同源而變乾淨了！

柔軟的紅血球讓人保持健康

思考「預防」與「未病」，以LIFE模式來消除腦部疲勞

隨著醫療技術的進步，不僅能治療已發病的疾病，也出現預防疾病的觀念，而生病之前的狀態，亦即東方醫學的概念「**未病**」也日趨重要。可是「**預防**」與「**未病**」之間仍有很大的距離。

東方醫學和西方醫學本來就有互補的關係。我們擇取兩者的特質，歸納成一種新的哲學概念，把健康狀態分成四個階段，提倡「**LIFE模式**」（請參見156頁圖片）。

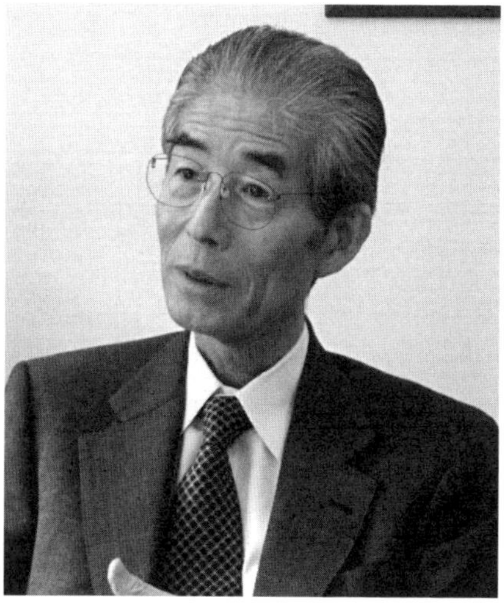

PROFILE

藤野武彥（Fujino Takehiko）

1964年九州大學醫學院畢業，1978年開始鑽研「健康科學」，研究沒有生病的「普通人」如何增進健康。特別將焦點放在運動、飲食、心理等方面密切的關聯與統合。提倡BOOCS理論，目前已有10萬人以上的實證。現任流液學機能食品研究所所長、醫療法人社團健人會理事長、九州大學名譽教授。著有《BOOCS—至福的瘦身革命》等。

現代醫學所處理的領域是已經發病的E階段，有自覺的未病F階段只占一小部分。

可是以梗塞為例，即使現在沒有症狀和自覺，只要用核磁共振攝影（MRI）照一照就可以發現，所以已經又往前邁進了一步，可以看出I階段的狀態。但目前方法論尚未確定，還不知道如何著手。

大致而言，現代人**無法掌握自己核心部位的狀態，察覺異常的能力低落**，所以要應用LIFE模式，實行「**BOOCS理論**」來提升。

所謂的「BOOCS理論」是認為我們之所以不知道身心狀態的變化，原因在於腦部疲乏，亦即過度的壓力導致腦部運作遲緩。

而令現代人苦惱的許多生活習慣病或憂鬱等心病，也多半是「腦疲勞」所致。

BOOCS的意思是Brain Oriented Obesity Control System（腦傾向型肥胖治療系統）。

另外也有Brain Oriented Other Diseases Control System（腦傾向型生活習慣病治療系統）、Brain Oriented Oneself Control System（腦傾向型自我調整系統）。

簡單的要旨如下：

1 即使有益健康，也不做不喜歡的事。

2 即使對健康不好，也不停止戒不了的事。

3 從有益健康、心情愉快的事情開始做。

這樣就能夠消除腦疲勞。

肥胖是這世界上最猖獗的疾病。肥胖也是不折不扣的疾病，至今仍無法治療。

可是到目前為止，我們已經在科學上證實，這個「腦疲勞消解法」不僅有助於糖尿病、高血壓等各種生活習慣病，對肥胖也有效果。

BOOCS的精髓就是消除腦疲勞，使體內的偵測器變得敏銳。

LIFE模式

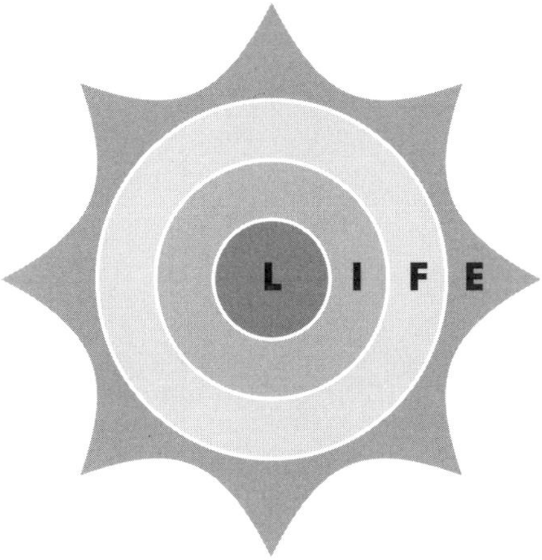

L 階段

核心生命的層次：沒有發警訊之前很難察知。
象徵Life（生命）、Love（愛）、Light（光）、Liberty（自由）等。

I 階段

未病無自覺的層次：身體已經發出警訊，但卻並未察覺。
象徵Insensible（無自覺的）、Indifferent（不好不壞）、Inactive（無生氣的）、Incubative（潛伏的）等。

F 階段

未病自覺的層次：在現代醫學上稱不上疾病，但有自覺症狀。
象徵Fuzzy（模糊的）、Foggy（朦朧的）、Faint（虛弱的）、Fatique（疲勞）等。

E 階段

發病的層次：確定生病。
象徵Emergency（緊急）、Explosion（爆發）、Exhaustion（枯竭）、End（終結）等。

癌症是第一大死因！與第二和第三大的共通點是什麼？

現代人的疾病特徵是，絕大部分是血管塞住而發病的情況。

日本人的三大死因依序是癌症、心臟病和腦中風，心臟病和腦中風都是血管阻塞引發的疾病，兩者加起來的死亡人數超過癌症，位居第一。

血管的粗細依部位而異，最大有1～3公分，而稱為「微小循環」的細微處則小得只有5微米。較大的是毫米單位以上的血管，發生動脈硬化時，血球會在變窄的地方相互沾黏而形成阻塞。

每一立方公尺的血液含有五百萬顆紅血球，當紅血球擠在一起就會形成血栓，一旦堵塞之後血液流不過去，心臟的肌肉和腦部細胞就會因而死亡。

這時要用支架導管來打通血管，撐開堵塞的地方，這就是所謂的「氣球導管擴張術」。另外也有人發明了讓紅血球不易沾黏的藥物，也具有一定的預防功效。

可是微小循環的堵塞機制全然不同。有的血管只有5微米粗，從那裡經過的紅血球卻有7微米大。幸好圓盤狀的紅血球設計完美，能夠彎身扭曲，而順利地通過。

這也就是說，**紅血球的柔軟度**（黏彈性）非常重要。目前已知，黏彈性降低和認知症有密切的關係，但尚未研發出具體的對策。我是本於醫食同源的想法，開始從事黏彈性的研究。

醫食同源的根源在於日本傳統的發酵食品！

這時我在某座酒廠看到**日本自古傳來的黑醋**

而得到線索，也藉由實驗確定，黑醋中的有效成分會使紅血球變得非常柔軟。

後來我從許多種**發酵食品**中發現，乳酸菌類對黏彈性特別有用。而在研究乳酸菌時，進一步找到乳酸菌生成萃取液。

動物實驗已經證實，乳酸菌生成萃取液確實會抑制大腸息肉和大腸癌。

這種成品的創意在於不再是採用優酪乳那種單體的生菌，而是全新的觀點——攝取死菌，這個觀點的最大特色是其以十六種菌類的共棲培養取得發酵物，然後只從其中抽出有效成分的特殊萃取法。

原先我是為了研究黏彈性而把這種乳酸菌生成萃取液當成材料，結果發現這東西具有強大的效用，能夠抑制大腸癌，也有增強免疫的作用，因此對治療患者也派得上用場。

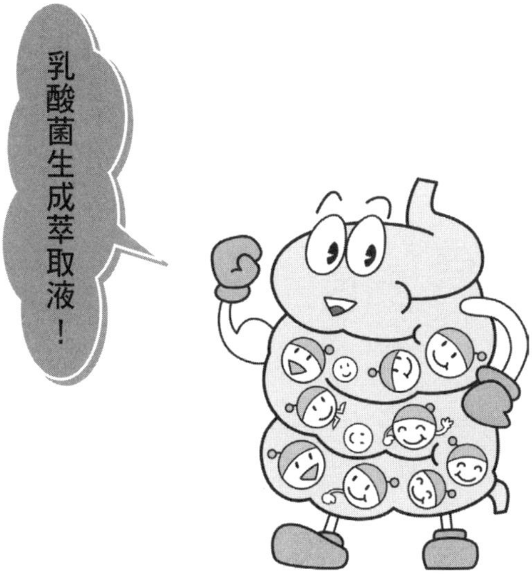

●乳酸菌補充品和長壽飲食法

有一種「長壽飲食法」受到許多人的矚目，裡面的基本想法是：人類原本是來自於大自然，也是自然的一部分，所以理當過著與自然協調的生活。

長壽食品的主旨有兩點，第一點是「身土不二」，第二點是「一物整體」。身土不二的意思是「人與生長的環境、土壤和諧生活，而且要食用在該地生產的當令食物才能保持和諧。」一物全體是：「所有食物的整體是均衡的，欠缺某一部分，或為了方便只取一部分來吃是不自然的。」

這也就是說：「要攝取適合當地風土氣候的食品，而且在各別的時令取食，盡量以不加工、接近自然的形式全部吃下去。」適量地攝取適切的食物，再做做適度的運動，就能促進自然的新陳代謝。至於什麼樣的食物能夠符合這個要求，當然是「糙米素食」。糙米含有稱不上是營養素的微量成分，整粒米的均衡非常重要，價值也在這裡。

可是想要徹底實踐長壽飲食法就必須花很多時間烹煮，對忙碌的現代人來說實在很困難。而一概不使用加工食品也是幾近不可能的事。現在每個家庭烹煮的時間都減少許多，有多少人做得到呢？再理想的飲食法也要配合生活，有彈性地調整做法。

由於有這樣的想法，才會有可依情況補充的補充品或健康食品問市。只要是十足的天然，不是用化學原料製造的，這類補充品應該對維持健康有幫助。

腸道與全身的健康息息相關。乳酸菌能夠改善腸道的狀況，用乳酸菌補充品來配合糙米素食是可以考慮的方法。

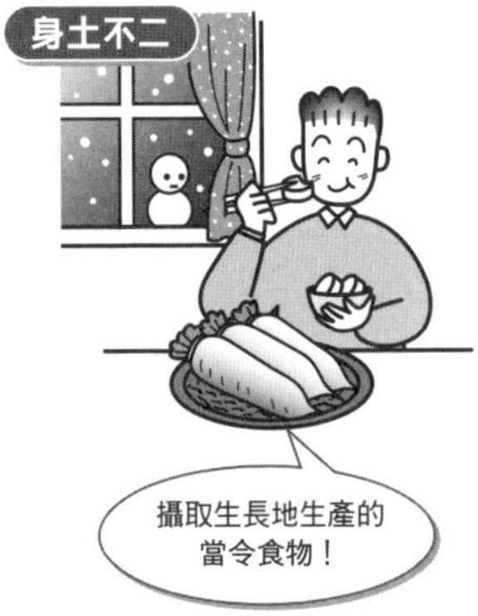
身土不二
攝取生長地生產的
當令食物！

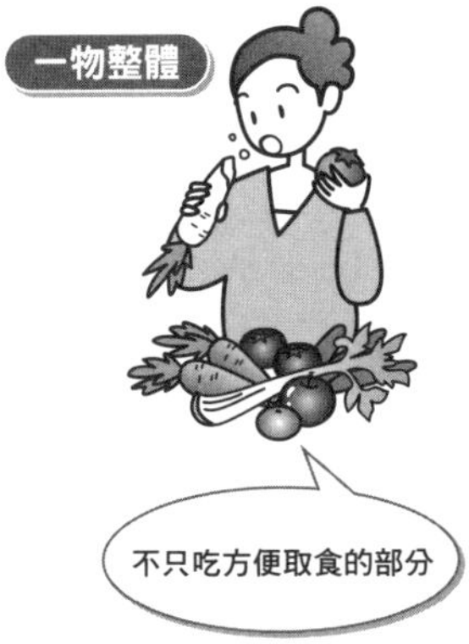
一物整體
不只吃方便取食的部分

● 監修、執筆

新谷弘實（美國亞伯愛因斯坦醫科大學外科教授）

● 執筆者

安保　徹（新潟大學醫學院醫學系教授）

川嶋　朗（東京女子醫科大學附屬青山自然醫療研究所診所所長）

灘　修身（九州大學名譽教授、流液學機能食品研究所顧問）

藤野武彥（九州大學名譽教授、流液學機能食品研究所所長）

古川　德（東京農業大學農學系教授）

松永　敦（大北醫療診所院長）

水上　治（健康增進診所院長）

● 參考資料

『胃腸は語る』新谷弘實著（弘文堂）：中文版《胃腸會說話》新谷弘實著（晨星出版）

『健康の結論』新谷弘實著（弘文堂）

『病気にならない生き方』新谷弘實著（サソマーク出版）：中文版《不生病的生活》（如何出版）

『生命の暗號』村上和雄著（サソマーク版）

『免疫革命』安保　徹著（講談社イソターナツョナル）

『セカソドブレイソ』マイケル・D・ガーショソ著（小學館）

『粘膜免疫』清野　宏、ほか編（中山書店）

『腸內フローラと健康』光岡知足編（學會セソター關西）

『Newton』2005年11月號（ニュートソプレス）

健康與飲食016

[圖解]腸道健康法：不生病的關鍵秘密

監　修	新 谷 弘 實
譯　者	李 毓 昭
主　編	莊 雅 琦
責任編輯	郭 芳 吟
校　對	張 沛 然
封面設計	陳 其 煇
美術編輯	林 姿 秀
排　版	黃 寶 慧
創辦人	陳 銘 民
發行所	晨星出版有限公司 台中市407工業區30路1號 TEL:(04)2359-5820　FAX:(04)2355-0581 E-mail:service@morningstar.com.tw http://www.morningstar.com.tw 行政院新聞局局版台業字第2500號
法律顧問	甘龍強律師
初版	西元2008年1月31日
修訂版	西元2010年1月31日
再版	西元2015年11月6日　（十八刷）
郵政劃撥	22326758（晨星出版有限公司）
讀者服務	（04）23595819＃230
印刷	上好印刷股份有限公司

定價 250 **元**

（缺頁或破損的書，請寄回更換）

ISBN 978-986-177-182-3

國家圖書館出版品預行編目資料

[圖解]腸道健康法：不生病的關鍵秘密／
新谷弘實 監修；李毓昭 譯. －－ 初版
. －－ 臺中市：晨星, 2008.01
面；　公分.－－（健康與飲食；16）

ISBN 978-986-177-182-3（平裝）

1. 健康飲食　2. 健康法

411.3　　96023263

《[圖解]腸道健康法：不生病的關鍵秘密》◆讀者回函卡◆

以下資料或許太過繁瑣，但卻是我們了解您的唯一途徑
誠摯期待能與您在下一本書中相逢，讓我們一起從閱讀中尋找樂趣吧！

姓名：____________ 性別：□男 □女 生日： ／ ／

教育程度：__________

職業：□學生 □教師 □內勤職員 □家庭主婦
□SOHO族 □企業主管 □服務業 □製造業
□醫藥護理 □軍警 □資訊業 □銷售業務
□其他 ______________

E-mail：____________________ 聯絡電話：____________

聯絡地址：□□□ ______________________________

購買書名：《[圖解]腸道健康法：不生病的關鍵秘密》

·本書中最吸引您的是哪一篇文章或哪一段話呢？____________________

·誘使您購買此書的原因？

□於 ________ 書店尋找新知時 □看 ________ 報時瞄到 □受海報或文案吸引
□翻閱 ________ 雜誌時 □親朋好友拍胸脯保證 □ ________ 電台DJ熱情推薦
□其他編輯萬萬想不到的過程：______________________

·對於本書的評分？（請填代號：1. 很滿意 2. OK啦！ 3. 尚可 4. 需改進）
封面設計 ________ 版面編排 ________ 內容 ________ 文／譯筆 ________

·美好的事物、聲音或影像都很吸引人，但究竟是怎樣的書最能吸引您呢？

□價格殺紅眼的書 □內容符合需求 □贈品大碗又滿意 □我誓死效忠此作者
□晨星出版，必屬佳作！ □千里相逢，即是有緣 □其他原因，請務必告訴我們！
____

·您與眾不同的閱讀品味，也請務必與我們分享：

□哲學 □心理學 □宗教 □自然生態 □流行趨勢 □醫療保健
□財經企管 □史地 □傳記 □文學 □散文 □原住民
□小說 □親子叢書 □休閒旅遊 □圖文書 □其他 __________

以上問題想必耗去您不少心力，為免這份心血白費
請務必將此回函郵寄回本社，或傳真至(04)2355-0587，感謝！
若行有餘力，也請不吝賜教，好讓我們可以出版更多更好的書！

·其他意見：

晨星出版有限公司 編輯群，感謝您！

請填妥後對折裝訂，直接投郵即可，免貼郵票。

廣告回函
台灣中區郵政管理局
登記證第267號
免貼郵票

407
台中市工業區30路1號
晨星出版有限公司

請沿虛線摺下裝訂，謝謝！

更方便的購書方式：

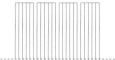

(1) 網站：http://www.morningstar.com.tw
(2) 郵政劃撥 帳號：15060393
戶名：知己圖書股份有限公司
請於通信欄中註明欲購買之書名及數量
(3) 電話訂購：如為大量團購可直接撥客服專線洽詢

◎ 如需詳細書目可上網查詢或來電索取。
◎ 客服專線：04-23595819#230 傳真：04-23597123
◎ 客戶信箱：service@morningstar.com.tw

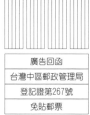

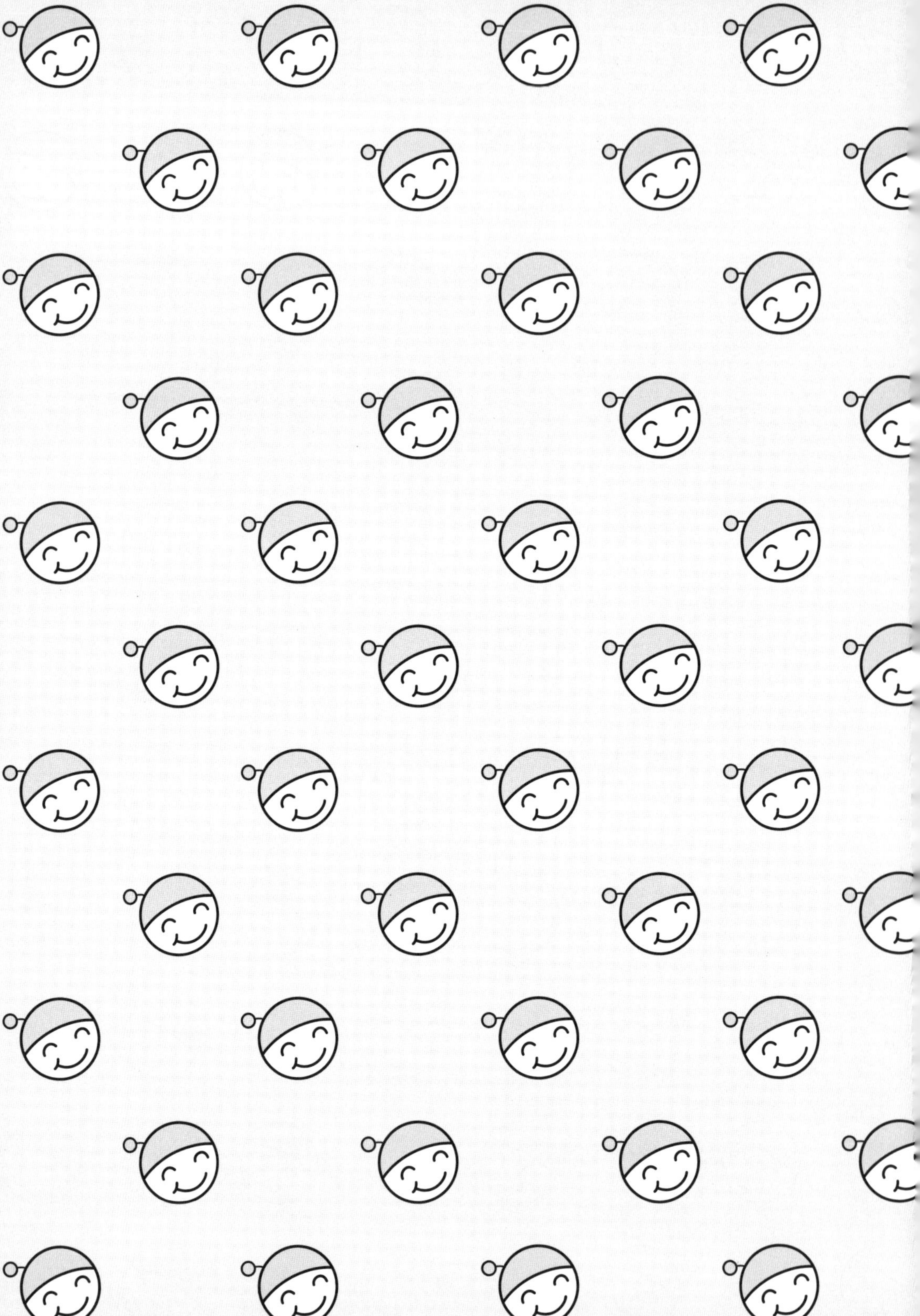